医者よ、信念はいらない まず命を救え！

アフガニスタンで「井戸を掘る」医者

中村哲
Tetsu Nakamura

羊土社

目次

医者よ、信念はいらない まず命を救え！

アフガニスタンで「井戸を掘る」医者　中村　哲

目　次

中村　哲　講演録

山を愛し、山に登ることが好きだから
パキスタンやアフガニスタンの山岳地帯を訪ね
そこに苦しむ患者がいたから
二〇年の長きにわたって診療を続けた。
やがて未曾有の大干ばつに遭遇し
渇きにあえぐ人々の命を救うために、全力で井戸を掘り続けた。

超人的な医師、中村哲。
しかしその眼差しもその口調も淡々としておだやかだ。
俗念というものを見せないその眼は
ときに青く透き通って見えることがある。
人間の純粋な一念というものが
いかに大きな力を発揮し
多くの人を救うことができるのか…。

二〇〇三年八月、アジアのノーベル賞といわれる
「マグサイサイ賞」を受賞した中村哲医師の
本書は珠玉のメッセージ集である。

（羊土社　一戸裕子）

中村 哲　プロフィール

一九四六年福岡市生まれ。九州大学医学部卒。専門＝神経内科（現地では内科・外科もこなす）。国内の診療所勤務を経て、一九八四年パキスタン北西辺境州の州都のペシャワールに赴任。以来十九年にわたりハンセン病コントロール計画を柱にした、主に貧民層の診療に携わる。

一九九八年にはPMS基地病院をペシャワールに建設、パキスタン山岳部に三つの診療所も併せ持つ。また一九八六年から、アフガン難民のためのプロジェクトを立ち上げており、現在アフガン無医地区山岳部に三つの診療所を設立して、アフガン人の診療にもあたっている。また病院・診療所で患者を待つだけでなく、辺境山岳部に赴き定期的に移動診療を行っている。

二〇〇〇年からは中央アジア、特にアフガン国内を襲った大干ばつ対策のための水源確保（井戸掘り・カレーズの復旧）事業を実践。さらに二〇〇二年春からアフガン東部山村での長期的復興計画「緑の大地」プロジェクトに着手、現在全長十六キロメートルの用水路を建設中。現地スタッフ約三〇〇名、日本人ワーカー約二十名。年間診療数約二十万人。

二〇〇三年度マグサイサイ賞・平和国際理解部門受賞。

医者よ、信念はいらない まず命を救え!

アフガニスタンで「井戸を掘る」医者

中村 哲

中村 哲 講演録

病気はあとでも治せるからまず生きておりなさい

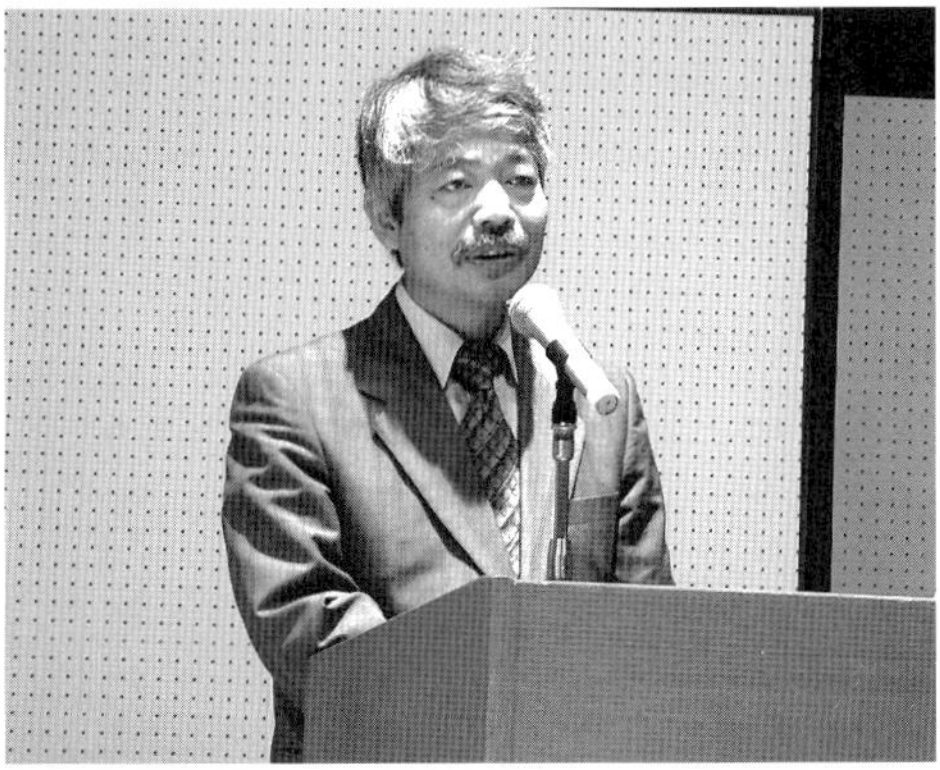

収録　2003年4月26日(土) 東京医ゼミに行く会(全国医学生ゼミナール) 春医ゼミ

アフガニスタンの現在とペシャワール会

皆さんこんにちは。中村です。現地でもう十九年になります。今日は何から話していいかわかりませんけれど、この間イラク戦争がありましたので、アフガニスタンは今どうなっているのか、落ち着いているのか、という問い合わせがしばしばありました。しかし、実は過去最悪の状態になっております。この現実はおそらく皆さん知らないのではないかと思います。

現地のことを話そうとしても、やはり日本とは全く違う世界ですから、なかなかわかりにくいところがあるんですね。ですから私たちの過去の歩みをそのまま紹介して、後ほど皆さんの質問に答えながら、現地の実情などを話していきたいと思います。

私たちは、パキスタンとアフガニスタンの国境沿いのペシャワールという町を拠点にして、アフガニスタンとパキスタン両側で活動しております。アフガニスタン側では診療所が三ヵ所、パキスタン側では、診療所が現在一ヵ所。一ヵ所が今閉鎖中です。そして基地病院がパキスタンのペシャワールにあります。ここには医療職員約百五十名、アフガニスタン側では医療ももちろん行われますけれども、現在では大干ばつが進行しておりまして、そのため水源確保計画というのがあり、これに約百四十名、あわせて約三百名前後の現地スタッフがいます。それから日本人ワーカーが十二名。年間診療は一昨年度が約二十九万人、普通は二十万人前後が私たちの手で診療されております。

まず、なかなか日本ではわかってもらえない、現地の事情を簡単に説明します。

第一に「国家」という観念がちがう。アフガニスタンとパキスタンという国がありますが、実際には、国境と言うのは非常に曖昧です。日本のように全体が均質的な国民ということではないのですね。パキスタンの北西辺境州はやや乱暴に割り切ってしまうと、民族的、文化的にアフガニスタンと一体ですが、行政上はパキスタンという方が実態に近い。この辺の感覚はなかなか日本人にはわかりにくい歴史的な背景があります。

それによく私が一人で活動してるように思われがちですけれども、実際はこれを財政的に支える日本のペシャワール会というのがあって、会員が現在一万二千名、年間約二億円の運営資金で運営されております。専従わずか二名、ほとんどボランティアで成り立つ任意団体なんですね。NPO法人というようにきっちり組織化されたものではありません（現地組織は社会福祉法人です）。

募金の大半は現地のプロジェクトに使われており、九割以上が現地に届いていると思います。当然じゃないかと思われましょうけれども、実際は

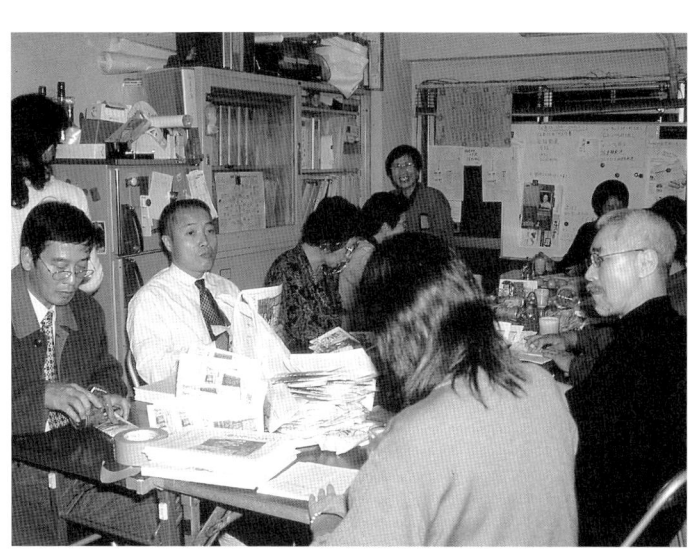

専従者はわずか2名。ペシャワール会を支えるのはボランティア

多くのＮＧＯや国際団体は、その組織の中の職員の給料、それから住宅、交通費などの維持費で大半が消えてしまう。大半というか、八割九割が組織維持に使われるのは珍しくないことです。

私たちのプロジェクトは、予算規模こそＯＤＡだとか国連に比べれば小さいですけれど、それの十倍、百倍の実質があるのではないかと、密かに思っております。

アフガニスタンという国について

アフガニスタンは山の国でありまして、面積は日本の一・七倍。人口は約二千万人と言われております。このアフガニスタンにはヒンズークシュ山脈という大きな山脈がありまして、これがアフガニスタンの約八割を占めています。人々は主に、山岳地帯の谷あいの地域で川沿いに生活している。

現地は非常に乾燥したところですが、この砂漠みたいな乾燥地帯で二千万人の人がどうやって食っていけるのかといいますと、実はこの山の雪のおかげであります。このヒンズークシュ山脈は、世界の屋根と呼ばれるヒマラヤ山脈のちょうど西側に当たりますけれども、六千メートル級、七千メートル級の山もある。この山に積もる雪が夏に溶け出してきて、川沿いに豊かな実りを約束してくれる。互いに隔絶した無数の諸渓谷でアフガニスタンの人々の自給自足に近い生活が成り立っている。アフガニスタンでは「金は無くても食っていけるが、雪が無くては食っていけない」ということわざがあります。一見文学的に聞こえますが、まさにこの雪が巨大な貯水槽の役割を果して、人々が農業で生きてゆくのを可能にしています。

現在最も深刻な問題は、この白い山の雪が、地球温暖化の影響によって、少しずつ消えつつある

ペシャワール会
活動地域
概略図

アフガニスタン
中国
パキスタン
インド

タジキスタン共和国
バダクシャン地方
ティリチ・ミール
ラシュト
フンザ
アフガニスタン
ギルギット
ヌーリスタン地方
ナンガバルバット
ワマ渓谷
コーヒスタン地方
バーミヤン
ダラエ・ピーチ渓谷
北西辺境州
ダラエ・ヌール渓谷
カーブル
ジャララバード
ペシャワール
カイバル峠
パンジャブ州
パキスタン

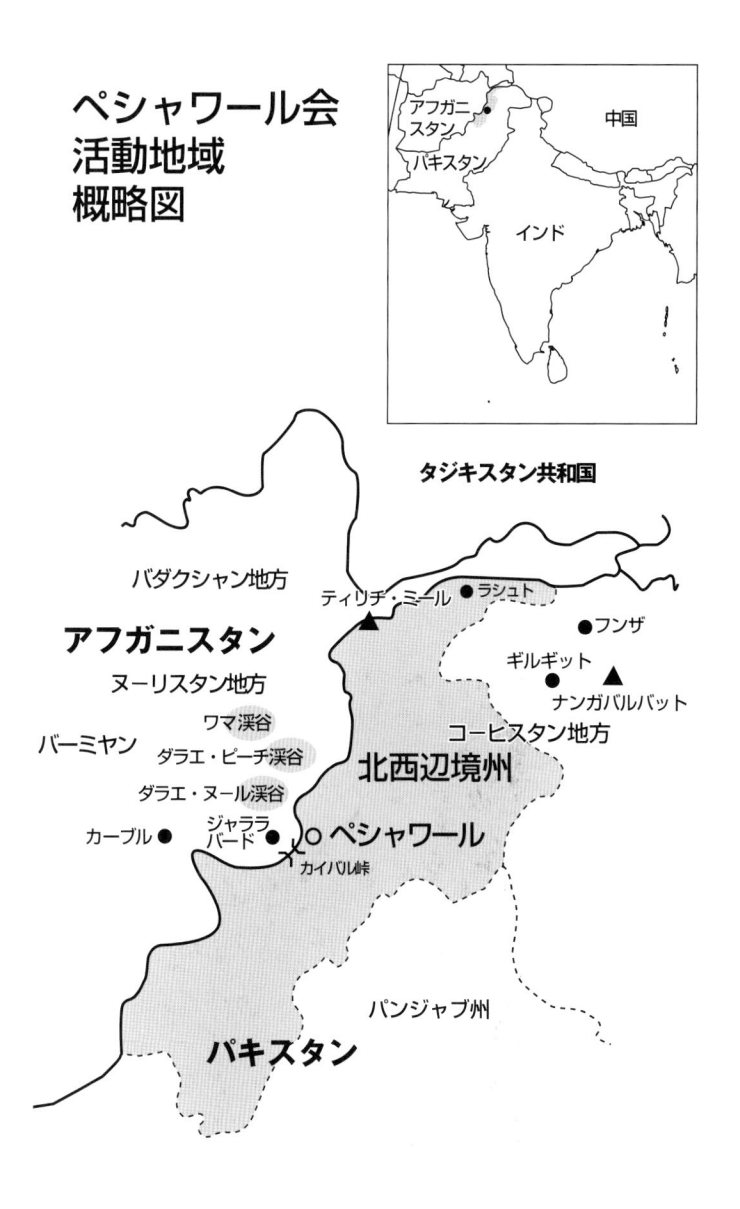

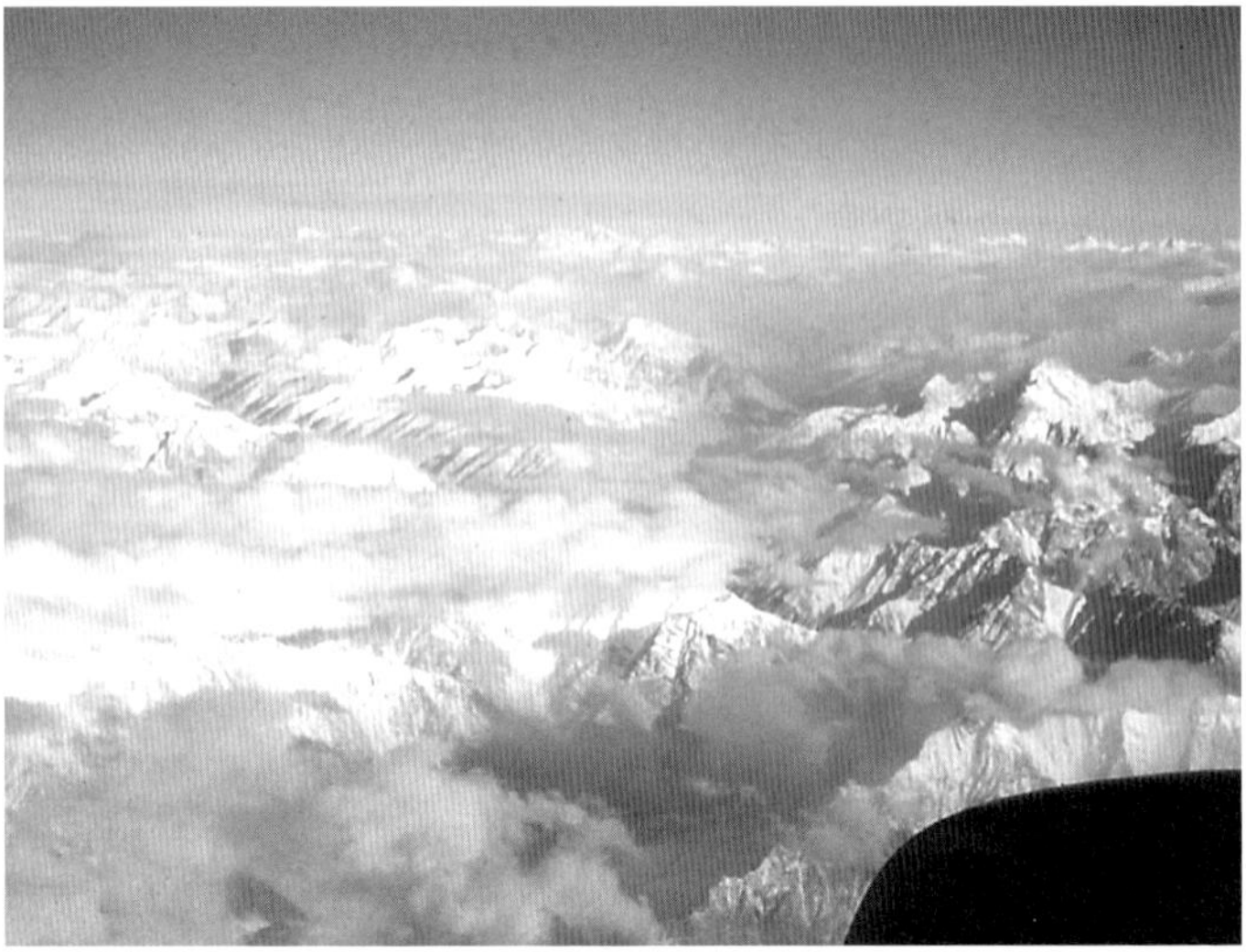

ヒンズークシュ山脈に積もる雪が、アフガニスタンの人々に水をもたらす

ことです。そのために干ばつが数年前からひどくなり砂漠化が急速に進んでいる。

アフガン難民というけれども、戦乱そのものではなくこの大干ばつで生活できず、村を棄てて難民になった人がここ数年はほとんどなんですね。

数十円のお金がなくて死んでいく人々

アフガニスタンでは百パーセント近くがイスラム教徒でありまして、各村、各街かどに必ずモスクがあり、このモスクを中心にして、各地域が独立した社会を作り、それが束になってアフガニスタンという国を作っております。決して近代的な中央集権国家ではない。どういうことかと申しますと、モスクと一緒に長老会、地元の言葉でジルガ（伝統的自治組織）と言いますけれども、これが地域の重要なことを決定する。これがアフガン社会の特徴でありまして、別に政府が布告を出したからといって従う必要はない。政府が間違ったことをいえばそれに抵抗してもいいわけでありまして、その地域の重要なことは地域自らが決定する。例えばソ連軍が入ってくる、米軍が入ってくるというときに地域が別々に、しばらく黙っておこうだとか、徹底的に戦おうだとか、ちょっとおとなしくしておいて後で襲撃しようだとか、そういうことまで密かに話されます。

この伝統的な社会のあり方について理解をしておられる方は少ないと思いますけれども、これも大事な点で、去年の今頃ですね、確か二年後にアフガン全土で総選挙を実施するということでしたが、とてもそんなことが可能な社会ではない。日本で言えば戦国時代に近い社会である。そういうところで実際に総選挙ができるのか？　というの

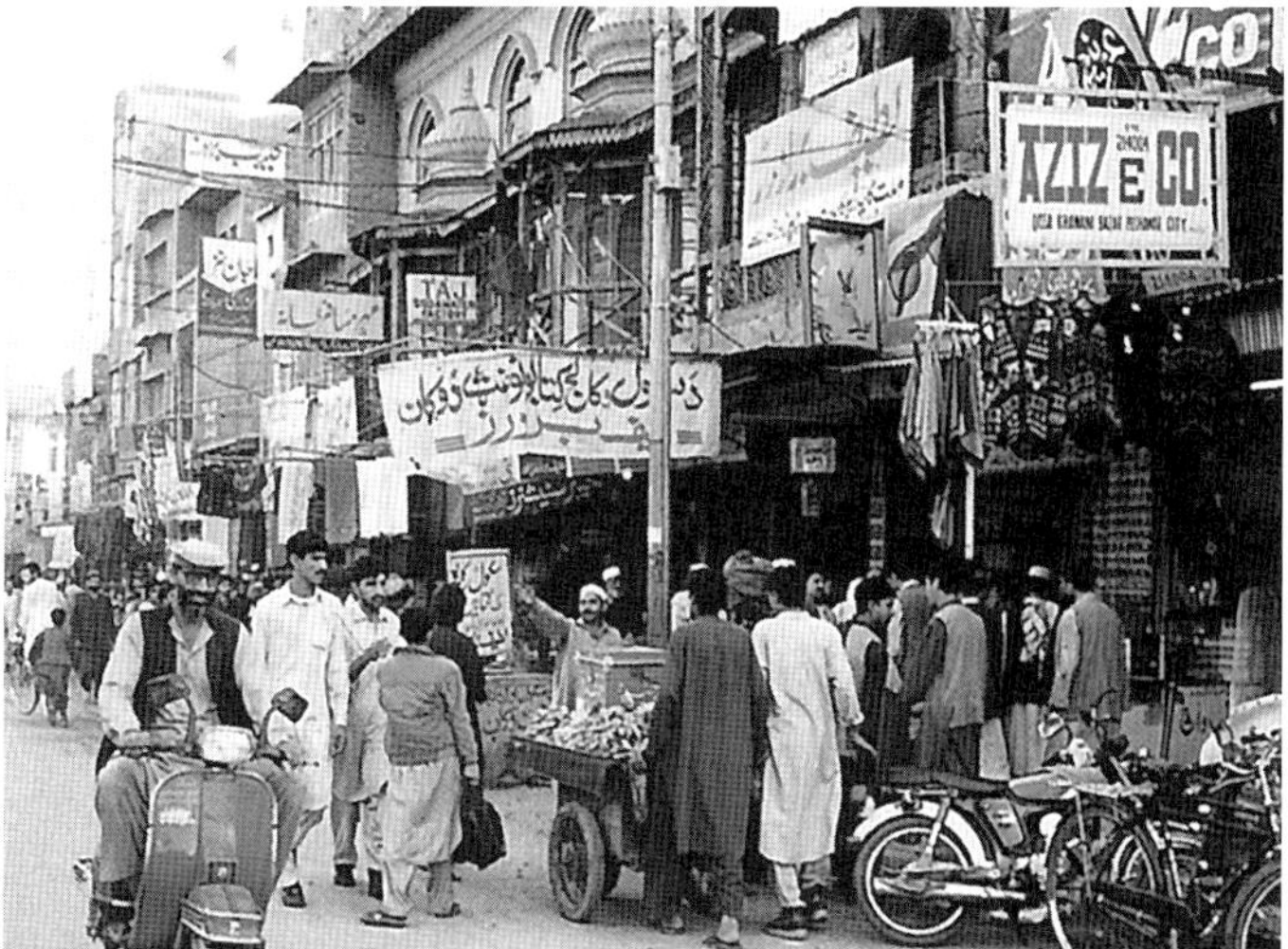

ペシャワール会の活動地域のほとんどがイスラム教徒（写真はペシャワール）

が現実であります。

アフガニスタンはいわば独立した各地域協同体で成る一つの珊瑚のかたまりです。一匹一匹の珊瑚虫が生きており、それらが全体としてアフガニスタンという有機的な固まりを作っておるというのが実態で、この辺がなかなか日本人にはわからない点でございます。

さらにこれは一般的なことでありますけれども、貧富の差が非常に激しい。数百円といわず数十円のお金がなくて死んでいく貧乏な人が数知れずいる一方、片方ではちょっとした病気でロンドンや東京に簡単に飛んでいけるという人がいて、ギャップが激しい。

この状態の中で私たちとしては「いかに少ないお金で、いかに多くの人に恩恵をもたらすか」という日本とは違った独特の工夫をせざるを得ないという地域でございます。

赴任して驚いた、パキスタンの粗末な医療設備

私が最初に現地に赴任したのはちょうど十九年前。一九八四年の五月でした。パキスタンのペシャワールで始まりましたハンセン病コントロール五ヵ年計画というのがあって、それに参加するというかたちで私たちの活動は始まりました。

当時、パキスタン北西辺境州で登録された患者が二千四百名。現在は増えに増え続けて七千名がいますけれども、当時この二千四百名の患者に対してベッド数が十六床。現地では隔離収容こそありませんが、とても診療できるものではない。らい（ハンセン病）については今日は詳しく話しませんが、ハンセン病というのは単に薬をやるだけでなくいろんな治療が必要なんですね。感覚神経が主に侵されますので、傷が絶えない。あるいは皮膚がやられて、形成外科が必要になってくると

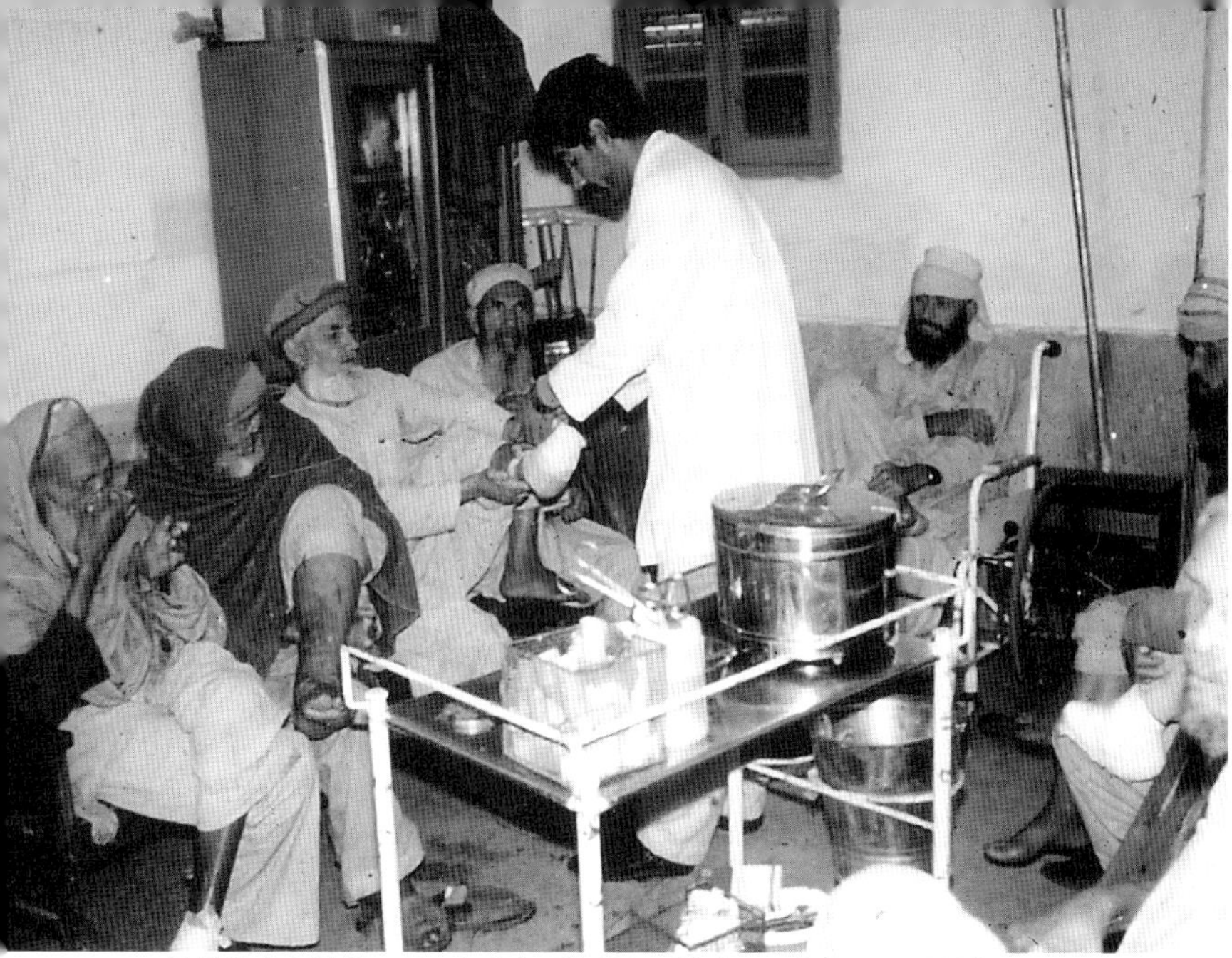

赴任当時の設備。モノやカネがなければ診療はできないのが現実

いうケースもあります。それから手足が麻痺するので、麻痺した手足を動かす、再建外科だとか、整形外科、形成外科、神経病学、内科学、社会復帰のためのリハビリテーション。いろんな分野が総合してできた分野でありますけれど、これがまともに診療できる施設がほとんどなかった。

この写真に写っているのが、私が赴任したころでありますが、ハンセン病治療センターの全ての医療機具でございます。壊れたトロリーが一つと耳にはめると怪我しそうな聴診器一つと、ねじれたピンセットが数本。初めの頃ガーゼなんかの消毒をどうやっていたかというと、金属のボールにガーゼをつめまして、それをオーブントースターの中にいれて煙が出かけたころパッと出す。キツネ色に焦げていると消毒済み。白いのは未消毒、というものでした。「医学はモノやカネではない」という話をよく聞きますけれどもとんでもない。モノやカネもある程度必要なんだ、これじゃとても診療にならないということで、ペシャワール会の活動が募金活動も含めて活発化し、現在に至っているわけです。

現在では、ハンセン病もうちの病院に送りさえすればなんとかなる、というぐらいの合併症の治療はできるようになりました。アフガニスタン全体、パキスタン北部でまともなハンセン病の治療ができる他の施設がなく、現地七千名のハンセン病患者の心強い後ろ楯となっておるわけです。

制約の中でも最善を探るのが、臨床医学

こういうことを述べますと、確かに医療をしているということがわかりますけれども、実は私たちの活動というのは、一見医療とは関係無いところに多くのエネルギーを費やさざるを得ませんでした。

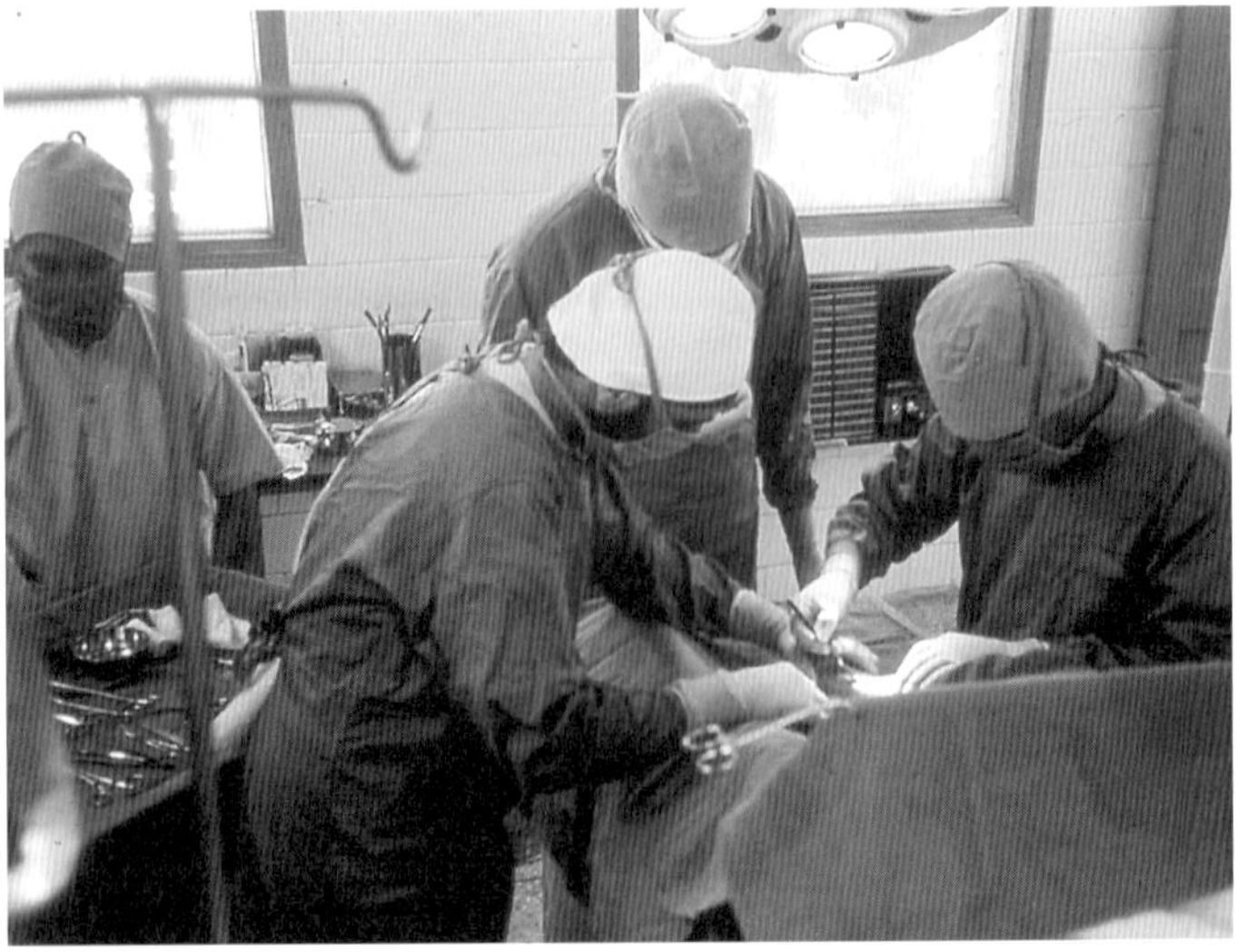

PMS基地病院の手術場。長きにわたる活動を経て、ようやくここまで整った

その一つに――これは今でも大事な点なんですが――現地の習慣や文化といかに折り合っていくか、ということがあります。

例えば女性の患者を見る場合です。一昨年ですか、タリバン時代に問題になりましたけれども、女性は必ずブルカというかぶりものをして、外に出るというタリバン以前からの慣習がある。私たち医療関係者が診察する時でも、かぶりものくらいはとりますけれども、まず胸をはだけて聴診器をあてるだとかしますと、これは非常に失礼なことになる。そこで外国人が冒しやすい間違いは、こういう習慣そのものが、女性の人権に反すると決めつける。挙げ句は、結局地元の人と衝突して本国に引き上げる。そして国際なんとか会議か知りませんが、外国の集まりででですね、人権問題として取り上げて話をして終わる。私に言わせますと、あなたたちはそれで自分の思想を満足できていいかもしれないけれども、残された患者さんはどうするんだ、患者さんを連れて帰って面倒をみてくれと言いたいですね。

これに対して私たちが一貫して守ってきたことは、その地域の慣習や文化について一切これを良い悪い、劣っている優れているという目で見ない。これが鉄則です。これは日本でも同じでありまして「お前は糖尿病だから悪人だ」といわないのと同じことで、私たちとしては、この制約の中でもできる最善のことは何かをよく観て実行するのが、臨床医学というものです。医療とはマニュアル通りにやればいいというものではない。同じ治療法、同じ薬であっても百人の患者がおれば、百のアプローチがあります。それと同じように現地には現地に則したアプローチがある。

考えてみれば人間というのは常にいろんな制約の中で暮らしているんですね。日本に居ざるを得ないという制約、学生であるという制約、男であるという制約、女であるという制約、年齢という制約、さらにいずれ死ななくちゃいけないという、決まった時間を生きなくちゃいけないという制約。いろんな制約の中で暮らしてるわけですね。

その中でできる最善のものを用意する、これが臨床医学です。この点を外国人はしばしば忘れ、その土地の慣習が自分の好みに合わないからといって非難をする。挙げ句には空爆の理由にするというのは、許しがたいことだと私は思っております。

さて、この女性の診療については、こればかりは外国人の女性に頼らざるをえない。現在まで延べ十五、六名の日本人女性のワーカーが現地に行きました。これによって女性のハンセン病の発見率は飛躍的に向上し、医療サービスも改善されました。私たちとしては、現地の事情に合わせることによってできた良い仕事の一つではなかったかと思っております。

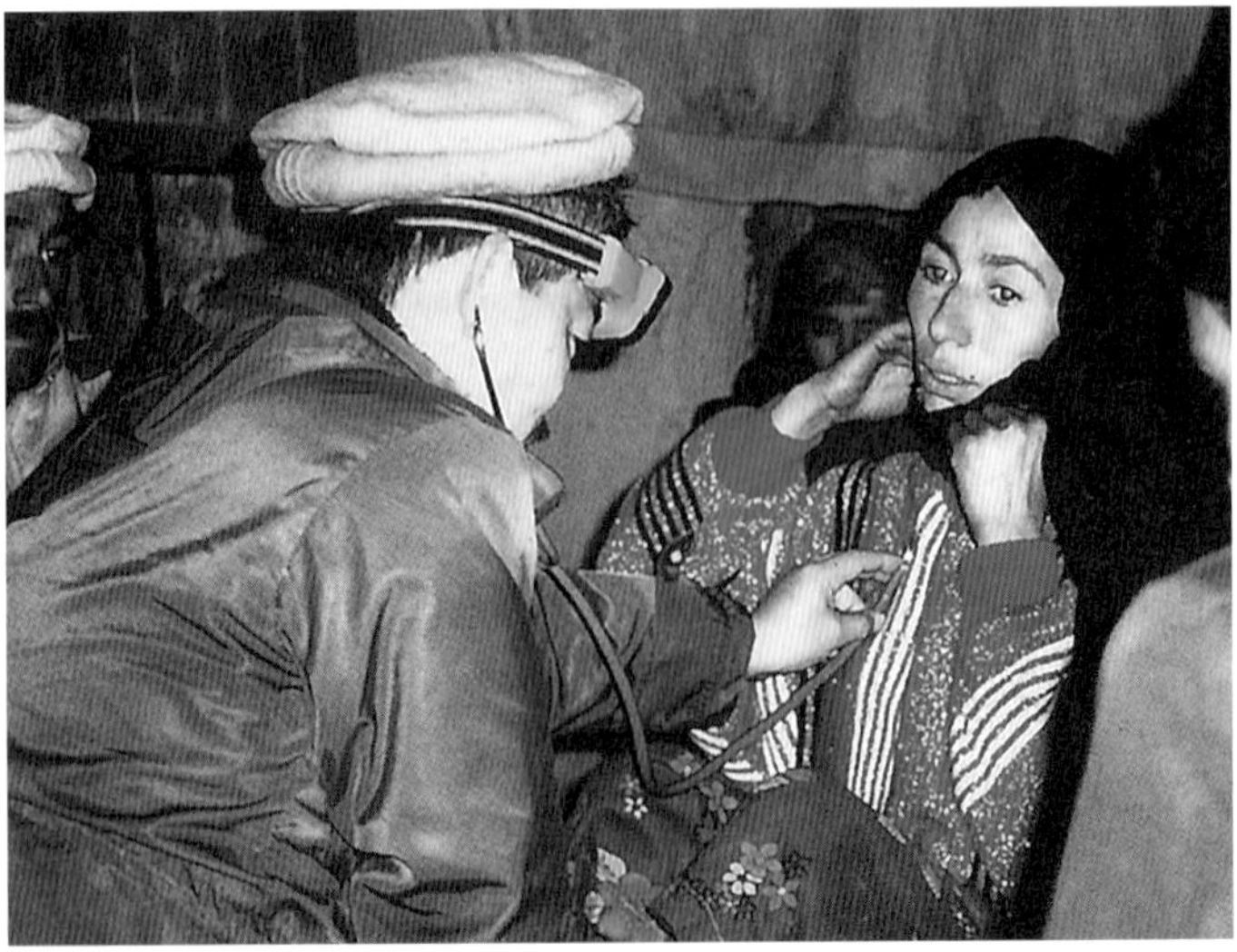

女性患者の衣服の上から、聴診器をあてる中村医師

アフガニスタン内戦により、大量の難民がパキスタンへ

私が参りました一九八四年から一九九一年にかけてはアフガン戦争の最も激烈な時期でした。一九七九年の十二月、今から二十四年前、ソ連軍の精鋭部隊十万人が、当時の共産政権を擁護するという名目で侵攻してきました。それ以後アフガニスタンはいまだに内戦の余韻を引きずっているわけであります。この戦争で死亡したものが約二百万人、さらに難民となって出ていったものが約六百万人。その半分の三百万人がパキスタンに逃れ、二百万人がイランに逃れました。というわけで、私たちも医療の立場から自然とアフガン問題に巻き込まれていきました。

はじめのうちは、細々と難民キャンプで治療を続けておりました。アフガニスタンの東部から南部にかけて、パシュトゥンという民族が住んでい

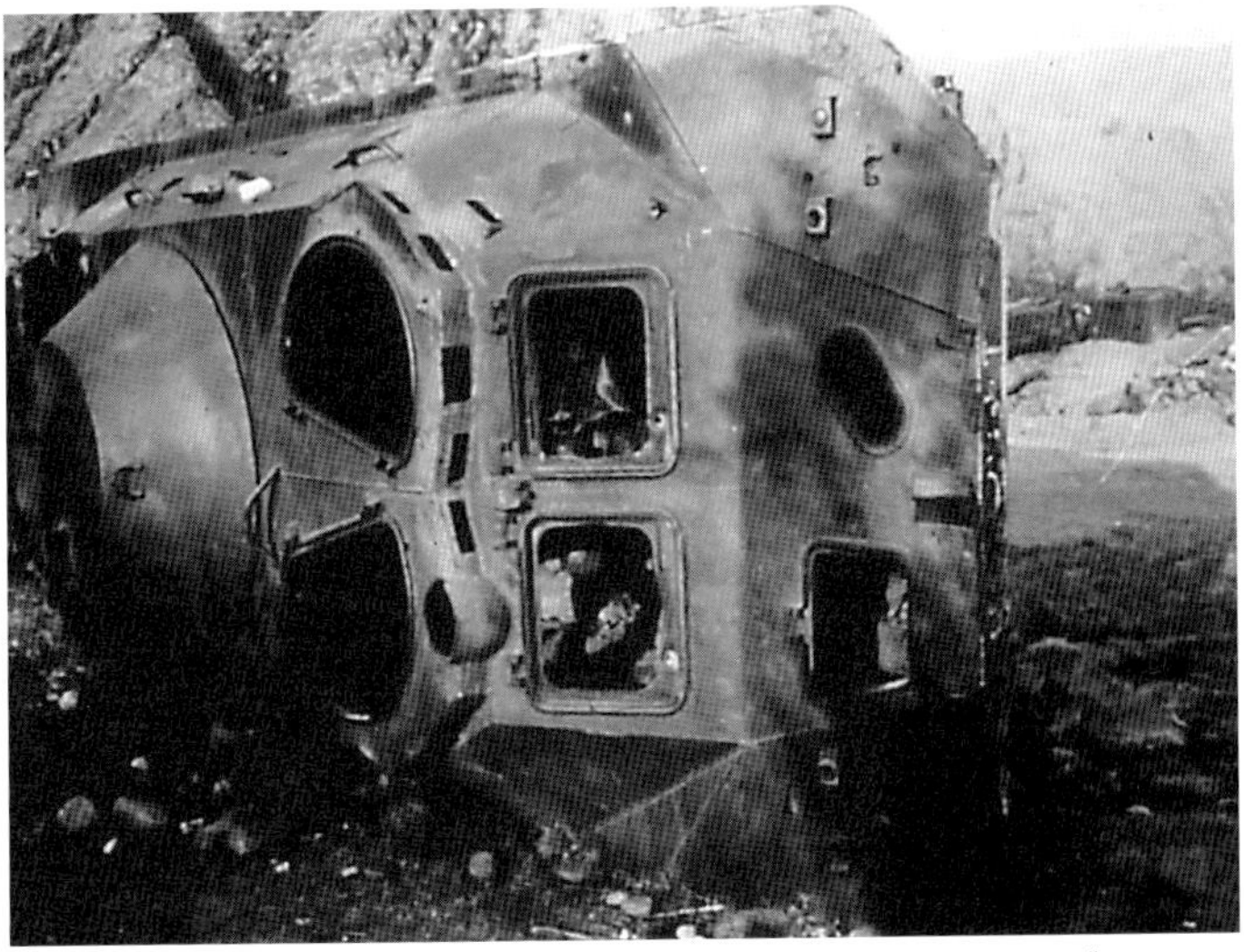

横倒しになった戦車。アフガニスタンは今でも内戦の余韻をひきずる

ます。パキスタンの北部から西部にかけても同じパシュトゥン民族で、それぞれ一千万人ずつが国が別れて住んでおりますが、国境は無きに等しい。そんな事情ですから、われわれがいくらパキスタン側でコントロール計画を実施致しましても、新手の患者が次々とアフガン側からやってくる。アフガニスタンでのハンセン病のコントロール無しにはパキスタンでの根絶はない、という基本的な認識で私たちは国境を越えた診療に事業拡大していきました。

ハンセン病患者だけの診療から、全般的な診療を行なう方針へ転換

さらに、私たちは方針を大転換いたします。ハンセン病というのは、確かに悲惨な病気ではありますけれど、全体に他の感染症——結核だとか腸チフス、マラリア、デング熱、ありとあらゆる感染症が現地では見られますけれども、それらに比べると非常に数の少ない病気である。第二にハンセン病の多いところは他の感染症も同時に多発する。しかも感染症が多発する地域というのは一般に医療設備のない貧しい村に多い。そもそもマラリアで死にかけてる人に対して、あなたはハンセン病でないから見ませんというわけにはいかない。そこで私たちとしては、将来この難民が帰っていく村、ハンセン病の多発地帯、すなわち感染症が多くて医療設備のほとんどない村々にモデル的な診療体制をつくろうということを大きな目標として掲げるようになったわけでございます。

そのために、内戦をかいくぐってアフガン内の診療所の開設予定地に赴きまして、人口やそこに多発する病気を調べました。でもアフガニスタンの人口というのは全くあてにならない。この国民の数にしても、二千五百万人という人もおれば千八百万人という人もいる。話が脱線しますけれど

も、アフガニスタンは、まず正確な数がつかめない国だといっていい。例えば、自分の年齢もよく知らないという人がほとんどなのです。時々長寿の村があるということで調査に来る方がいますが、実際お年寄りたちは勝手に自分で決めた歳を言うのが普通です。しかもだいたい五歳刻みに歳とっていく（笑）。生まれて一年目、二年目というのは親が覚えてるでしょうけど、この間まで三十歳だった人が、四、五年たってまた会ってみると突然四十歳になったという——そういうところなので、まず実態調査をしました。内戦中ではありましたが、パキスタンとアフガニスタンの国境約二千四百キロメートルはとても閉鎖できるものではない。表向き閉鎖されていても無数の抜け道がある。幸い私は頭はそんなに強くないですが、脚力だけは恵まれておりますので、山越えをしながらアフガニスタンに入って調査をすすめておりました。

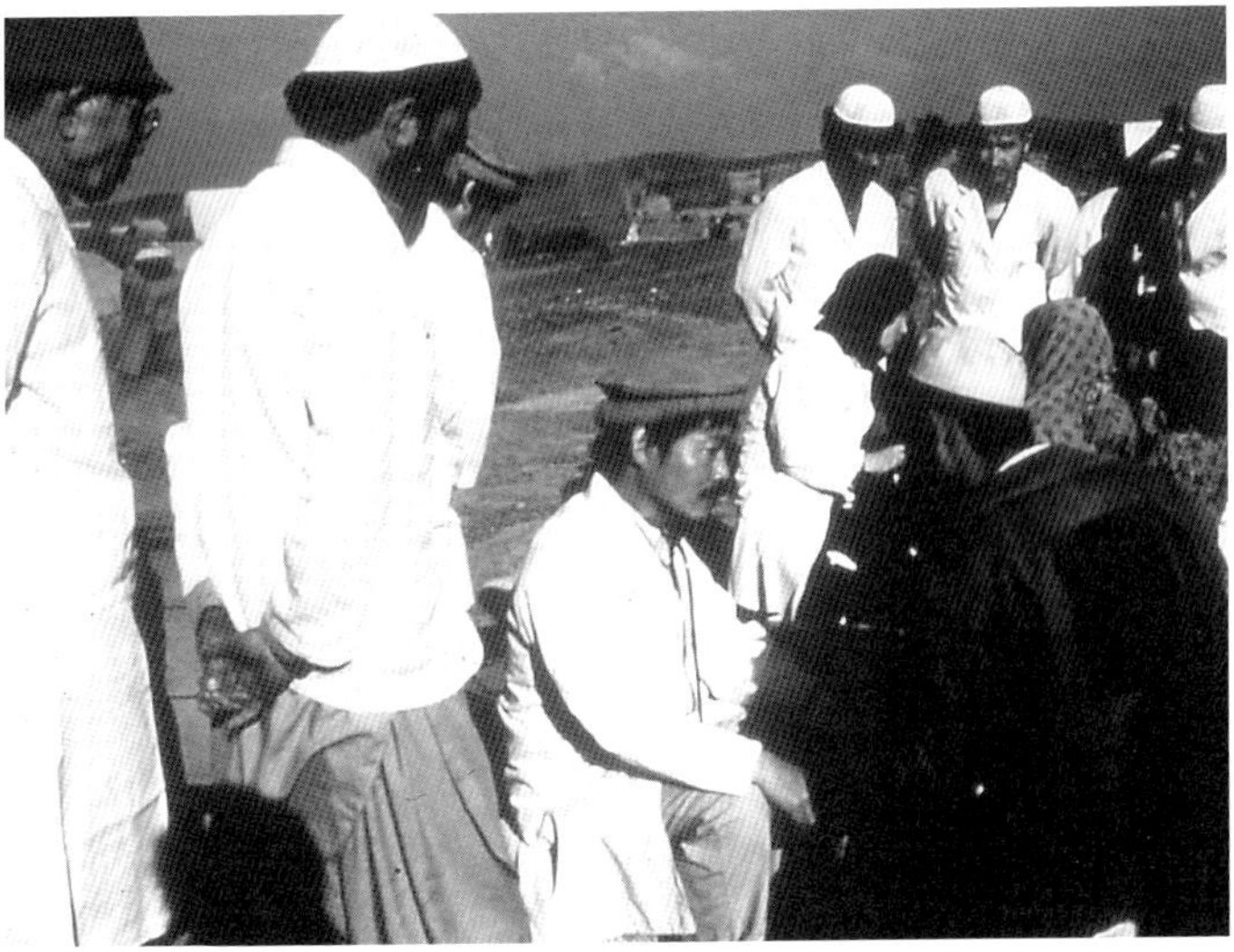

難民キャンプで診療する中村医師

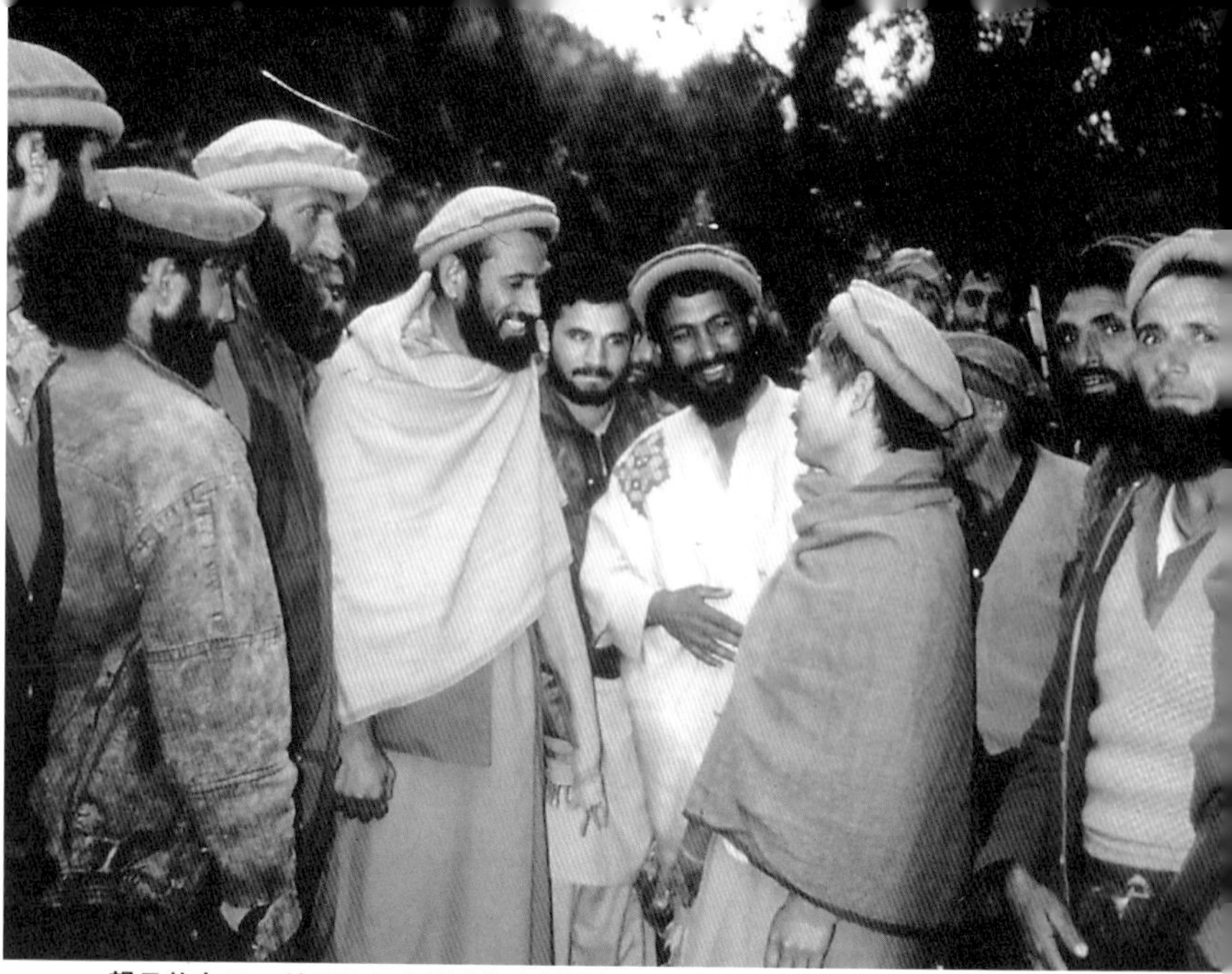

親日的なヌーリスタンの村人と中村医師

ドクターはフランス人ですか？外国人を初めて見る患者たち

これはヌーリスタンと呼ばれるところで、アフガニスタンでは一番高地の山岳民族が住んでいます。私が初めて行った時ですね、「ドクターはフランス人ですか？」と聞かれました。それまで中国人ですか、韓国人ですかと聞かれたことはありましたが、フランス人といわれたのは初めてでありまして、いくら鏡を見てもですね、それほど彫りの深い顔だちとは思えない（笑）。後で知りましたが、外国人を初めて見るという人たちだったんですね。「いや日本人です」といいますと、態度がコロリと変わる。まるで外国人ではないように、非常に親しみをもって接してもらえる。なんで日本人だけがと思われるでしょうが、どんな山の中に行ってもですね、日本という国について連想されるのはまず日露戦争。それから広島・長崎。

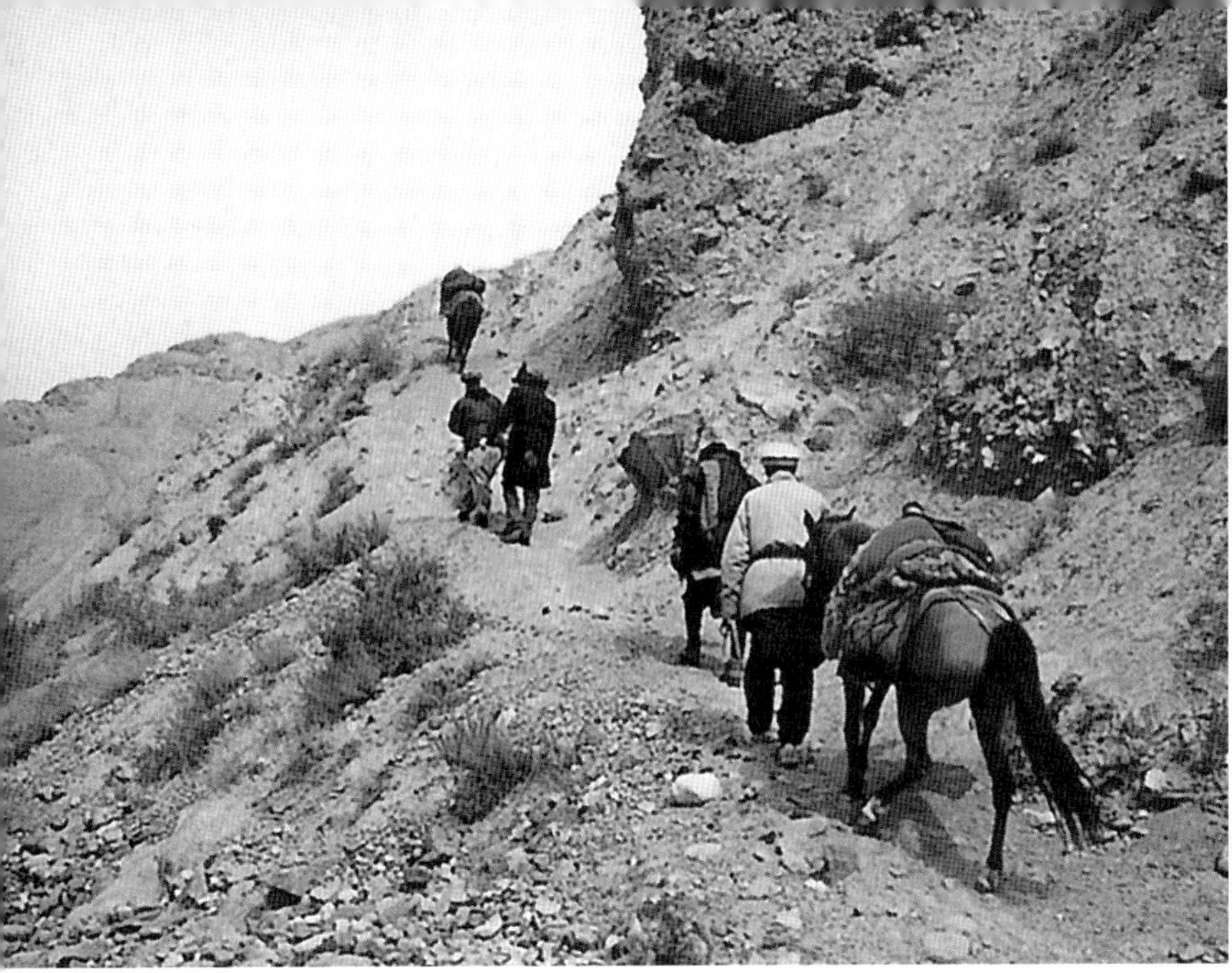

馬で国境の山岳地帯をゆく

これだけはどんな山の中に行っても皆知っている。しかも自分たちと独立記念日が同じだとさえ信じている人たちがたくさんいる。それくらい親日的です。

これも余談になりますが、山の中である青年がお金を貯めている。それで「こんな山の中で金はいらないじゃないか、何に使うんだ」と聞くと「日本に是非行ってみたい。それで金を貯めている。歩いて何日かかりますか?」と聞く。「中国を歩いて横断するのに、おそらく一ヵ月か二ヵ月かかるんじゃないか、大変だよ」というと「いやそれぐらいなら」という。現地では時間と距離の感覚が私たちとまるで異なります。現地では一週間歩くというのは山の中で決して珍しくない。現地の人と一緒に行動する時でも、すぐそこだ、すぐそこだというのに、歩いても歩いても着かない。いつ着くんだと聞くと「明日か明後日ごろ着くんじゃないですか」と。こういう場所なんですね。

アフガニスタン人のほとんどがこういった山あいの谷に住んでおって自分たちで耕して、自分たちで食べる。あるいは放牧をして食べていくという半農半牧の平和な自給自足の生活を営んでおります。「金はなくとも食っていける」というのはそういう意味でして、自分たちで食べ物と最低限の生活必需品は作る。まあこういうところで人々と親交を深めていったわけでございます。

ソ連軍が撤退。人々が故郷アフガンに戻ってゆく

その後いろいろありましたけれども、簡単にその後の情勢を述べますと、一九八八年、今から十五年前、それまで内戦の原因を作っておりましたソ連軍が、撤退を開始します。ちょうど昨年のアフガン復興支援東京会議と同じように当時、世界中でアフガニスタンは話題になりました。「ソ連が撤退する、難民がすぐ帰る、今からアフガニスタン復興が始まるんだ」と、世界中から二、三百のNGOが押し寄せてきました。

私たちは先は長いと思って黙って見ておりましたが、多くは二年か三年のうちに帰ってしまった。一九九一年に湾岸戦争が始まると、ペシャワールにいると危ないと、事実上全ての外国団体、国際団体は活動を停止致しました。

ところが皮肉なことにですね、一九九一年の秋になってソ連そのものが潰れてしまう。その将棋倒しで翌年の一九九二年四月にアフガン共産政府が倒れてしまう。各地に散っておりましたゲリラ勢力や政治勢力が「京の都カーブル」を目指して次々と攻め上ってくる。カーブルを制する者はアフガニスタンの主人公になれる。ちょうど戦国時代と同じなんですね。そのために田舎の方では軍閥勢力が急に減り、自給自足の平和な農村生活が蘇ってきた。この情勢を難民たちは実に正確に読

んでおりまして、あの当時、一九九二年の五月から一年間の間に、二百万人の難民がほとんど誰の力も借りずに帰っていきました。

　これに関連して思い出されることがあります。昨年の今頃、国連難民高等弁務官事務所（UNHCR）が、現在パキスタンに二百万人難民がいると報告し、そのうち昨年の三月から十二月の九ヵ月間のあいだに難民百七十万人が帰ったと発表しました。二百万人のうち百七十万人が帰ったというわけですから、三十万人しか残ってないはずですが、今年三月になってまた数字を聞きますと、本当かと思って耳を疑いました。まだ百八十万人の難民がいて、それを三年間に分けて帰すそうです。つまり難民の百五十万人がUターンしたことになる。要するに難民というのは、アフガニスタンの国内で食えなかったり、あるいは危険な状態にあるから逃れてきているのであって、その危険な状態が去れば、自分たちで帰っていくわけです。

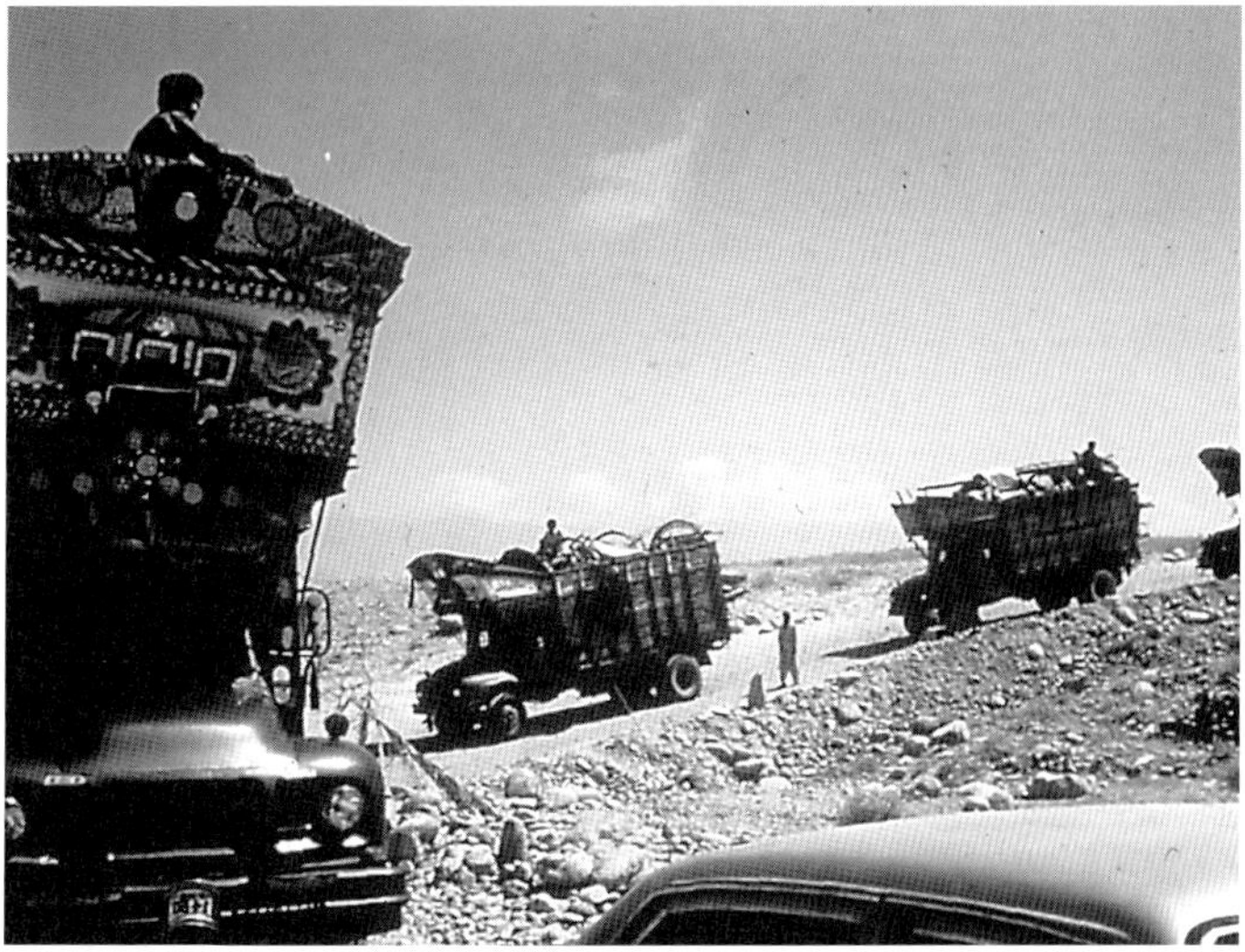

ソ連軍の撤退と共産政権の崩壊によって、難民の帰郷がはじまる

アフガニスタンに三ヵ所の診療所を開く

さて話をもどしますと、一九九二年の五月から爆発的な難民帰郷が始まりまして、その頃には外国団体はほとんど残っておらないという皮肉な状態になりました。

この中で私たちは、「誰もやらなければわれわれがやる」というのが方針でもありますし、自発的に帰還してくる難民を待ち受けるようなかたちでヌーリスタンの山岳部に次々と診療所を開設していきました。現在ありますアフガニスタンの三ヵ所の診療所はこの当時作られたものでございます。

この写真はヌーリスタンのワマ、一番山奥の診療所のある村ですけれども、標高二千五百メートル。今は車がいけるようになりましたけれども、あの当時ジープで麓まで三日。それから歩いて約

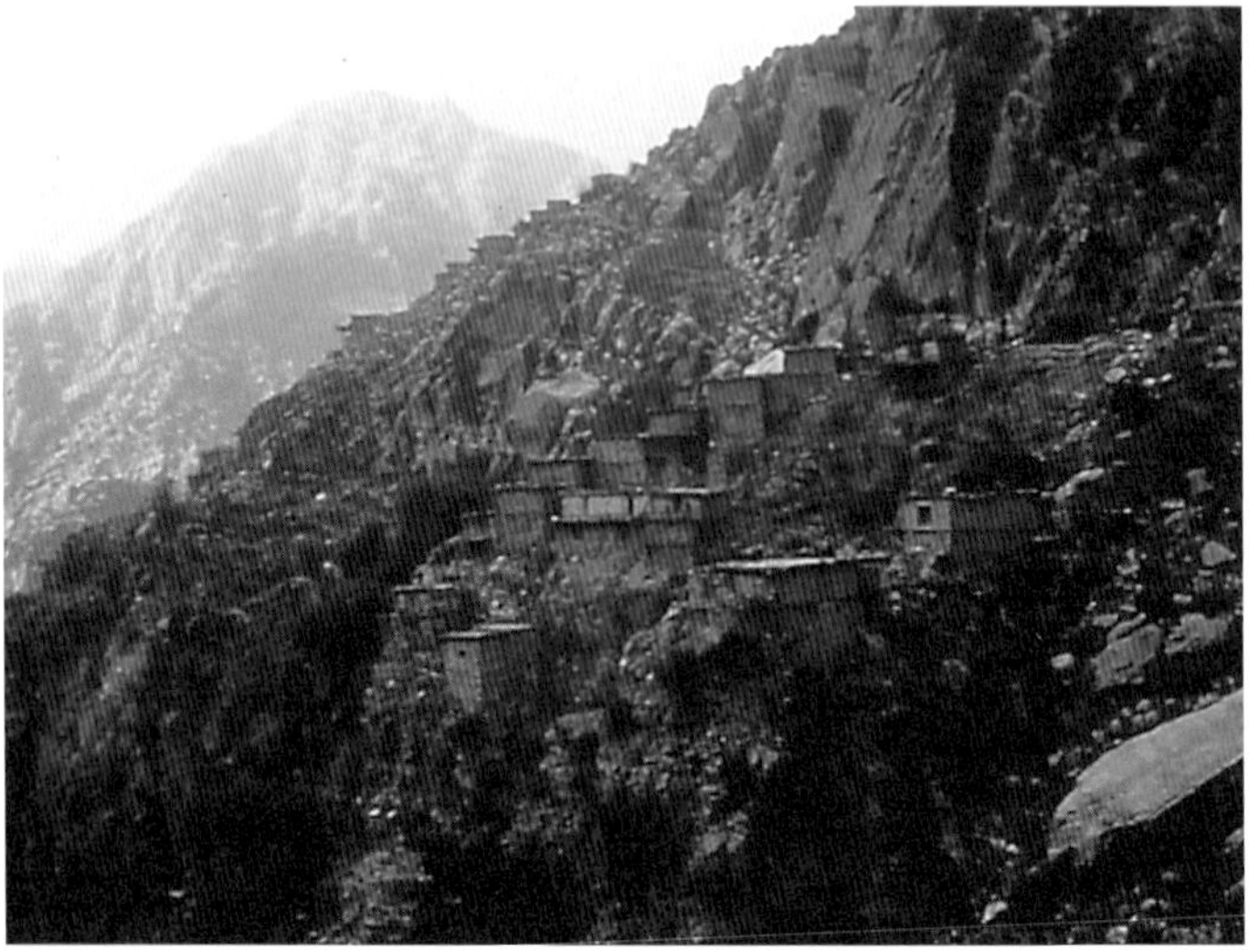

ヌーリスタンの山肌に建てられた家々

一日。人々は数百年は変わらぬ生活を送っている所です。昨年の今頃タリバン政府が倒れ、新しい政権ができまして、二年後に総選挙を実施すると彼等はいいましたけれども、こんな山の中に誰が選挙管理委員会で入って来るのか？　といいたい(笑)。

このようにして、アフガニスタンというのは私たち日本人の常識では考えない、考えられないことがたくさんございます。その中で本当に実情をつかんでその上で何かをしていくということはされず、いつも政治的な都合で難民たちは翻弄されてきたというのが現実ではなかったかと思っております。

そうこうするうちに十五年がたちまして、はじめ十年というつもりでしたが、これは先が長いぞ、十年二十年ですむ問題じゃなかろう、そこに居着いてしまえということで、ペシャワールに基地病院を作りました。五年前の一九九八年に落成致し

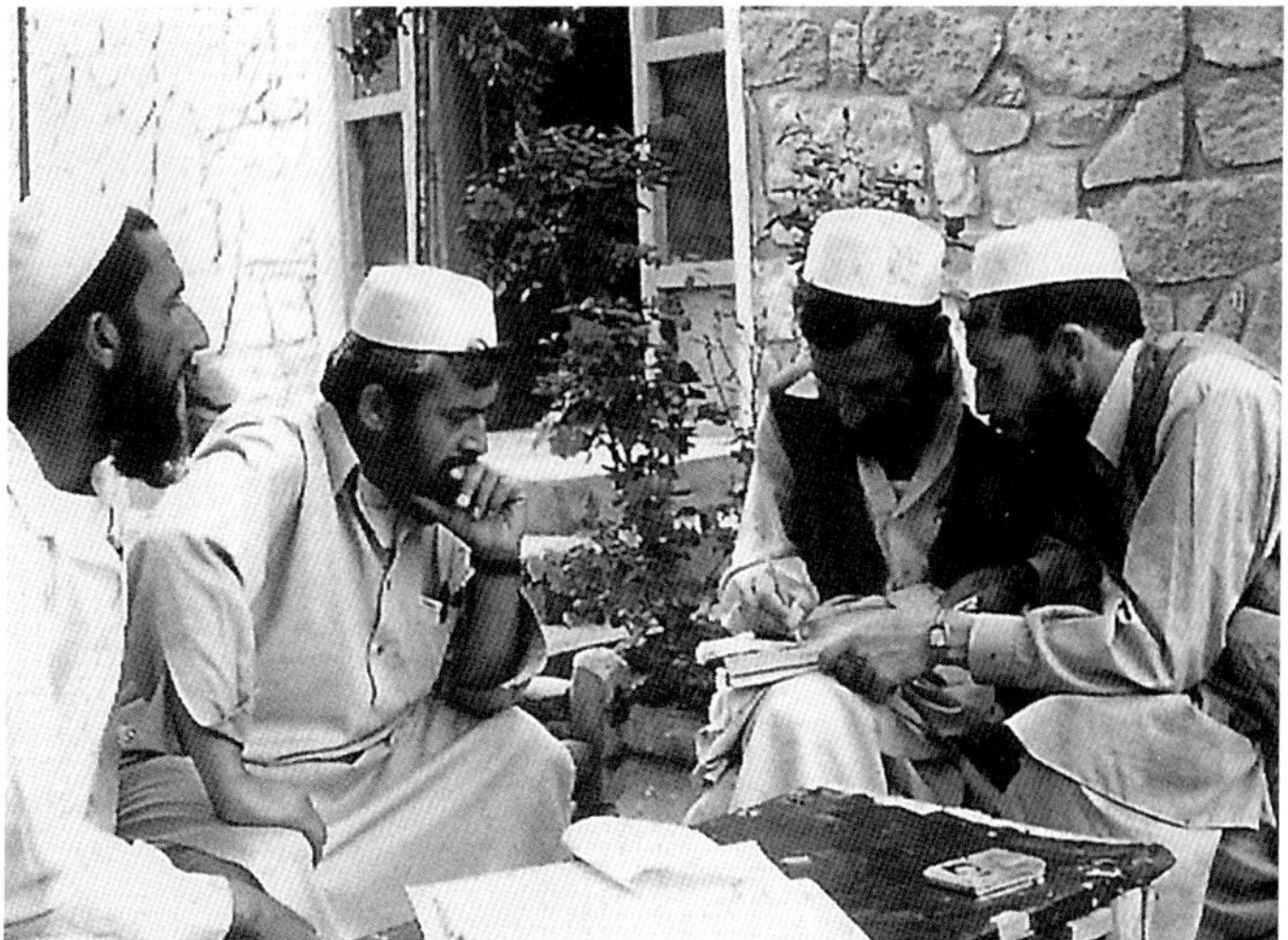
ダラエ・ヌール診療所での現地スタッフのミーティング

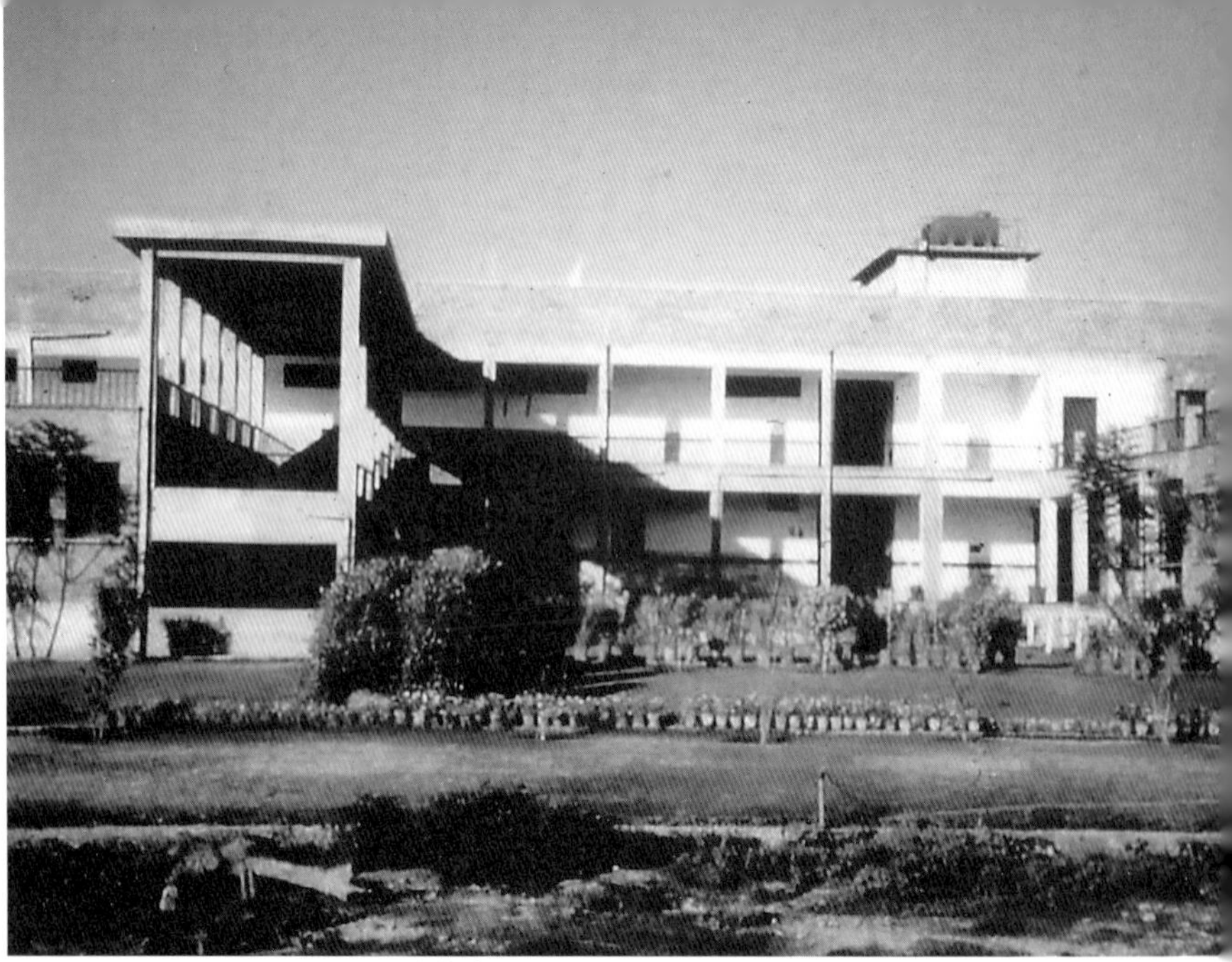

ペシャワールのPMS基地病院

ました。ベッド数七十。地下一階地上二階、建て坪一千坪で、日本の民間の募金七千万円でできました。

現地のパキスタンの社会福祉法人として登録され、医療活動を安定してアフガニスタン、パキスタン両側にまたがって行えるようになりました。

下痢による脱水症状でつぎつぎ死んでいく子供たち

こうして、さあ今からというときに、アフガニスタンというのはよほど運が悪い国でして、これを襲ったのが大干ばつ。

話は一九九二年に戻りますけれども、共産政権が倒れたカーブル市内は大混乱になっていました。無政府状態になり、各政治党派が争って毎日市街戦が絶えませんでした。三年間の間に二万人の市民が死に、婦女暴行や略奪が日常だったので

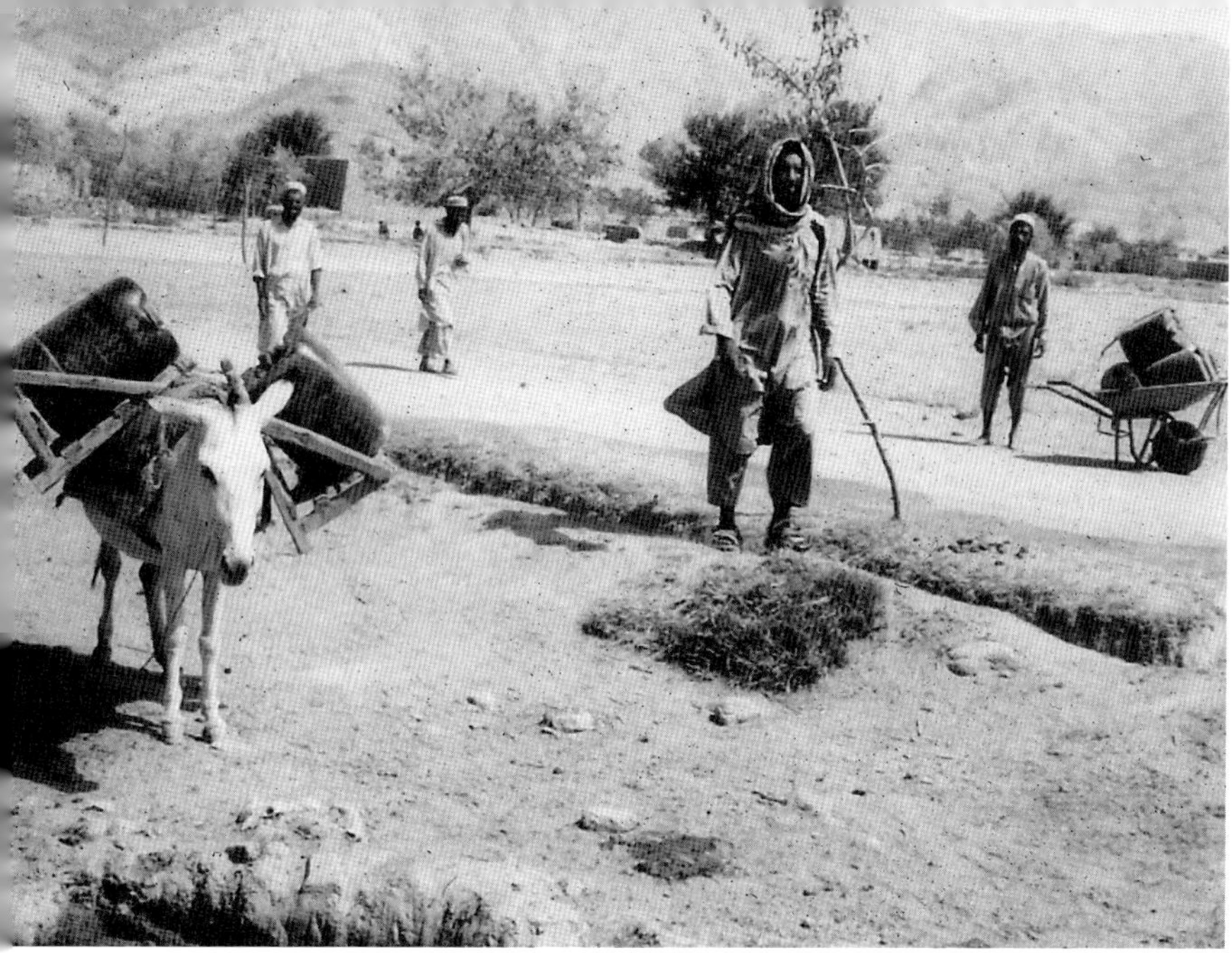
大干ばつがアフガニスタンを襲う。水が足りない

す。一九九六年、これをおさめてアフガニスタンのほぼ九割を掌握したのがタリバンという政権でありました。彼らの厳格さは窮屈ながらも治安が驚くほど回復し、「ああやっとこれで平和な農村生活ができるようになった」と皆が落ち着きかけたところでした。

そんなときアフガニスタンを襲ったのが、この大干ばつであります。これは地球温暖化と密接な関係がありますけれども、二〇〇〇年の六月以来WHO（世界保健機関）が繰り返し警告を発し続けておりました。現在ユーラシアのど真ん中で、未曾有の干ばつが進行しておる。被災者が約六千万人。そのうち最も激烈な被害地がアフガニスタンで、人口の約半分に相当する千二百万人が被災し、四百万人が飢餓線上、さらに百万人が餓死線上にあるということを強く訴えたのが、ちょうど今から三年前の話でありました。

私たちの診療所の周りでも、次々と犠牲者が出る。主に子供たちがバタバタと下痢症で死んでいく。向こうで死亡率が一番高いのはいわゆる下痢症でありまして、アメーバ赤痢だとか細菌性赤痢だとかいう病気で脱水状態になって死ぬ。それが死因の断然トップなのですが、その病人が爆発的に増えた。

実際に現地で調査しますと、干ばつによって、単に水が無くなって田んぼが耕せないというだけではなくて、飲み水が無い。そのために何キロも歩いて水を運ぶ。水不足のため食器は汚染され、そのために子供は特に下痢にかかりやすい。ということで、数えきれないくらいの子供が犠牲になったわけでございます。しかも食糧生産が半分以下に落ち込み、慢性の栄養失調が常態になる。診療所の周りから、次々と村人たちが村を棄てて流民化し、パキスタンやイランに逃れたりしていったわけでございます。まあこういうふうに川底の泥水さえ飲む。当然下痢をするわけです。このた

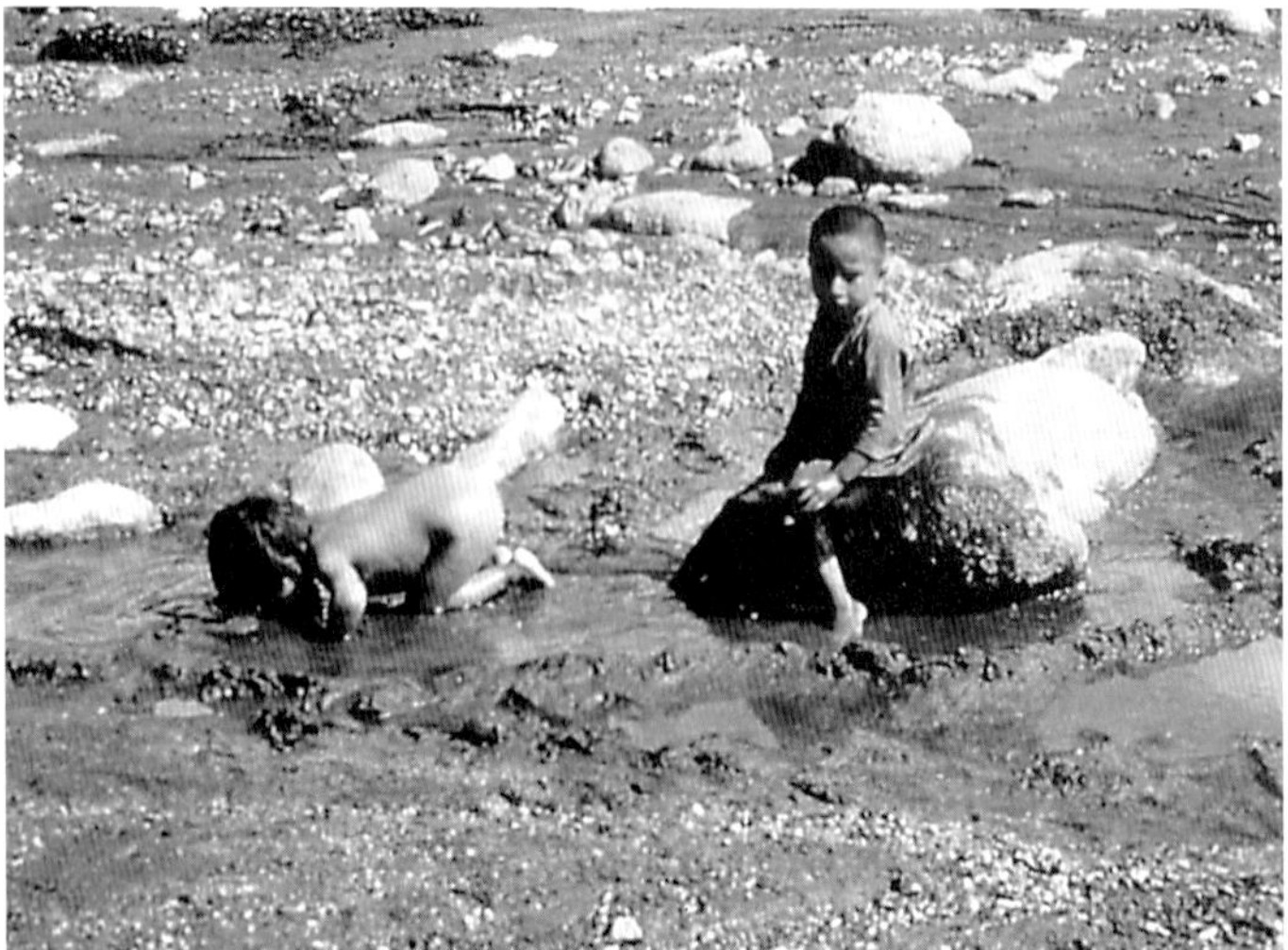

川底の泥水を飲む子供たち。次々と下痢症で死んでいく

め命を落とした子供は数知れない。

私たちとしてもですね、この状態では医療さえ無意味なことに思えました。それ以前にまず生きること。生きることが危機に瀕していたのです。診療所のまわりから次々と村が消えていく。家畜が死ぬ。子供が死ぬ。生きる術を失って、やむを得ず人々は村を去って行ったのです。

人間がいなくては診療できません。医者がこんなことを言ってはいけませんが、「病気はあとでも治せるからまず生きておりなさい」こういう状態だった。そこで村人を総動員致しまして、清潔な飲料水をまず確保して離村を防ぐため、井戸掘りを始めたわけです。

地雷の力を借りて井戸を掘る

これは地雷ですが、現在アフガニスタンには約

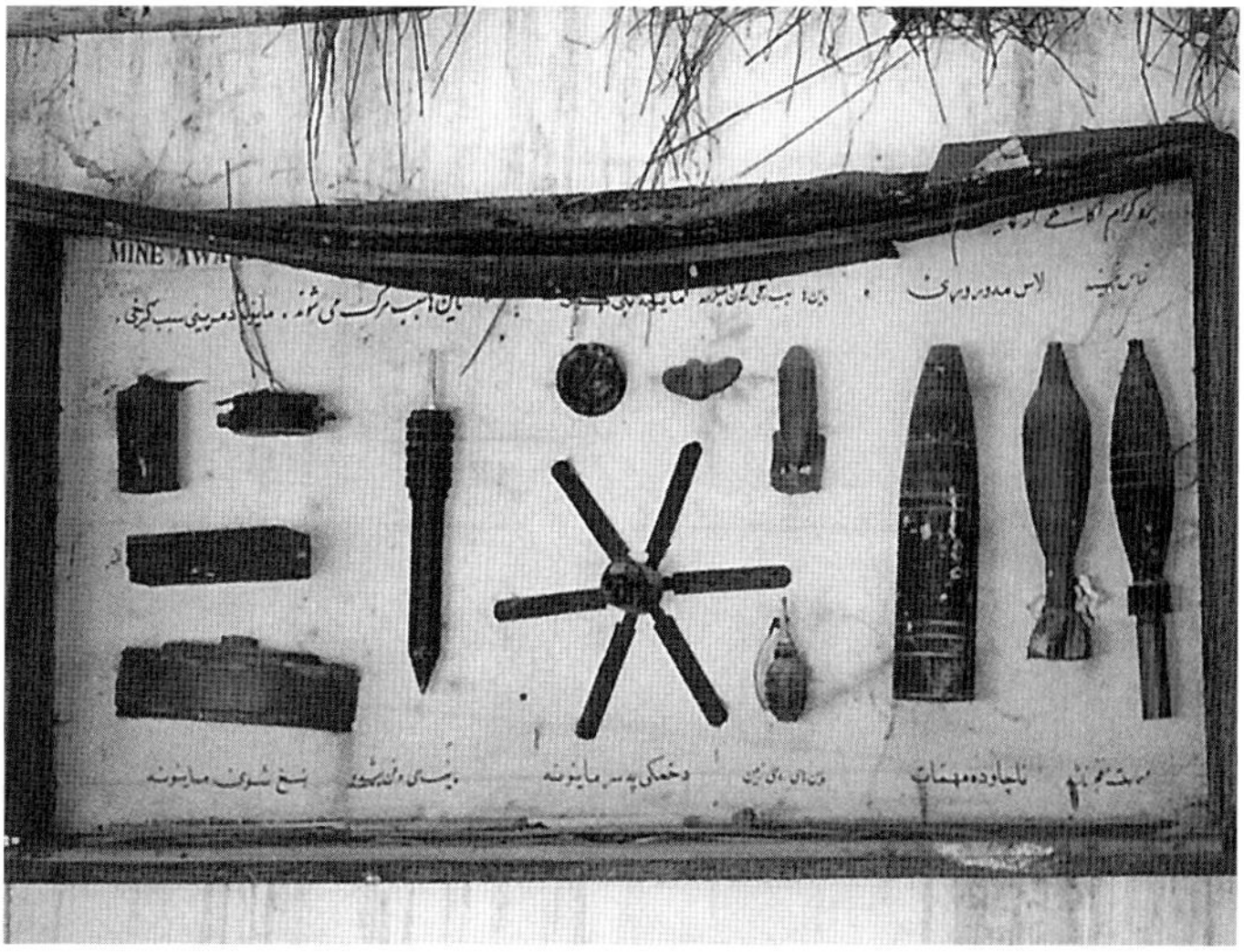

住民へ注意をうながすための、地雷や不発弾などの標本

一千万発の地雷が埋まっております。日本で話題に上がりましたが、私たちが東部で見る限りは大半は住民が自分たちで撤去していて、外国人が撤去した地雷の数は案外少ない。羊を歩かせたり、ヤギを歩かせたりして爆破する。あらかたは住民たち自身が撤去しております。

井戸を掘る際に、堅い岩盤に突き当たったり、大きな自動車くらいの石が出てくるんですが、そんなときはつるはしやシャベルでは歯がたちません。この石を地雷の火薬で爆破しながら掘り進んでいくという方法をとりました。ドリルで穴を開けて、火薬を詰めて爆破する。大抵どこに地雷があるのか住民は知っておりますので、拾ってきてこの火薬を上手にさじで掻きだして、ダイナマイトの代わりに使うということをやっておりました。

皆さんはゲリラというと特別な軍事訓練を受けた人のように思うかも知れませんが、現地では農民がすなわちこのゲリラであります。私たちの職員には地雷の扱いになれた元ゲリラ兵がごろごろいますので、この爆破もすんなりと簡単にできるようになっています。

だいたい掘ってみて水が出なかった所のほうが少なかったですね。現在約九六〇本の井戸が掘れていますが、その約九割の八七〇本で水が出てくるようになりました（二〇〇三年六月現在、千本を超えた）。この二年半の間に私たちの推計では三十万人がこうやって村を捨てずに留まっている結果になっております。

大地に緑が復活
一万八千人を救う灌漑用水

もちろん飲み水だけでは食って行けない。アフガン人のほとんどといっていい九割近くが農民で自給自足生活しているわけですから、耕せないと

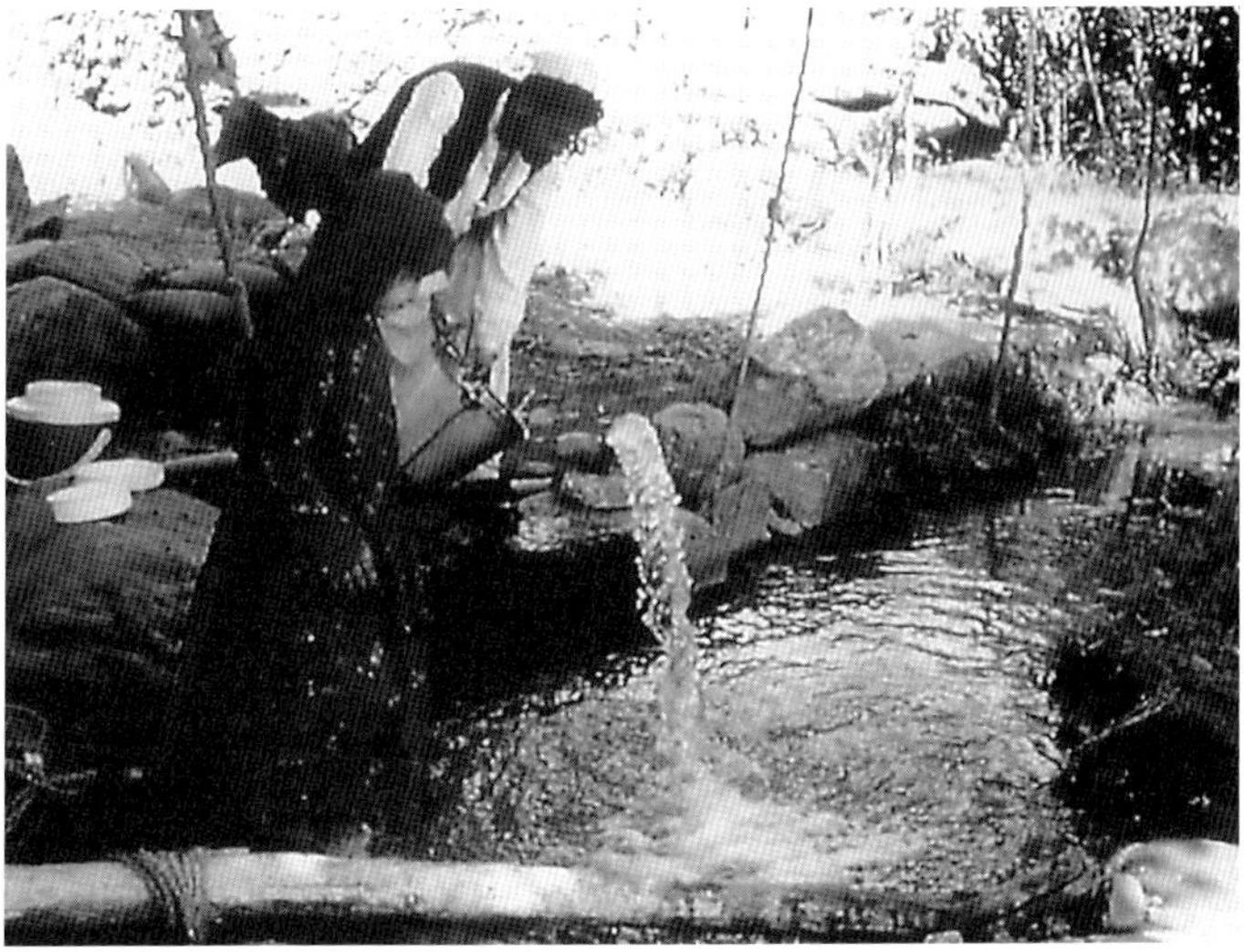

水の出たカレーズ。水源の確保によって30万人が村を捨てずに済んだ

食っていけないんですね。

現地の伝統的な灌漑用水の方式としてカレーズという、地下水を水平に導き出すやり方があります。このカレーズが次々と枯れていったわけですけれども、私たちは灌漑用水の計画にも手をつけました。これは診療所の周りの光景です（次頁写真）。二〇〇〇年の九月十五日、私の誕生日だったのでよく覚えているのですが、ちょうどこのとき私たちの診療所を挟んで、タリバンと反タリバン、今の北部同盟が対峙していました。朝、目が覚めると、北部同盟の人たちが挨拶に来て、次の日はタリバンの人たちが挨拶に来るという状態でした。診療所が前線になって行ったり来たりしていましたが、その中でも作業は続けられておりました。これは（次頁上）戦争ではなくて、干ばつのためにもともと豊かな水田だったのが、樹木も枯れてしまうという状態です。

そしてこれは（次頁下）その五ヵ月後です。わ

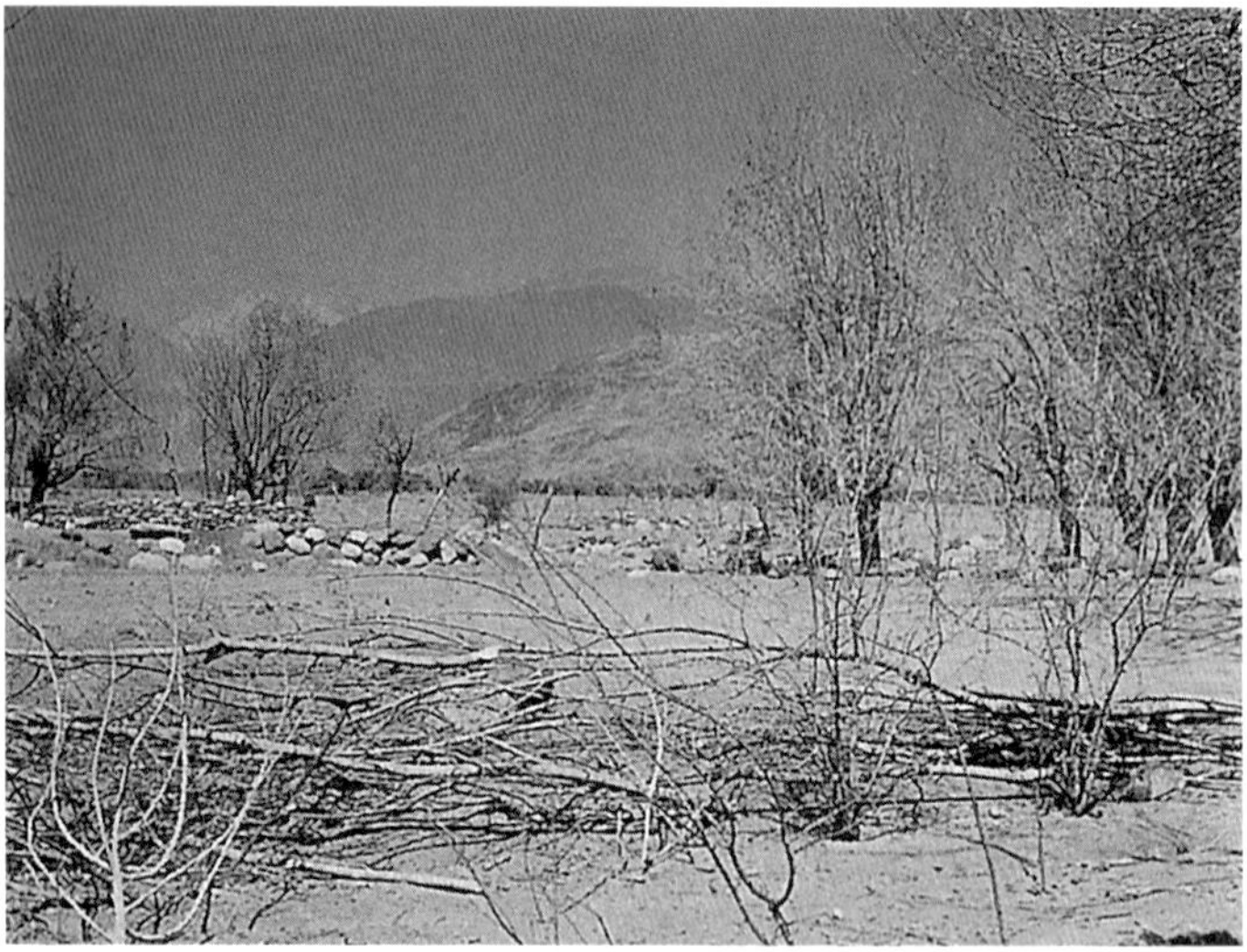

灌漑前の、干上がった土地の様子

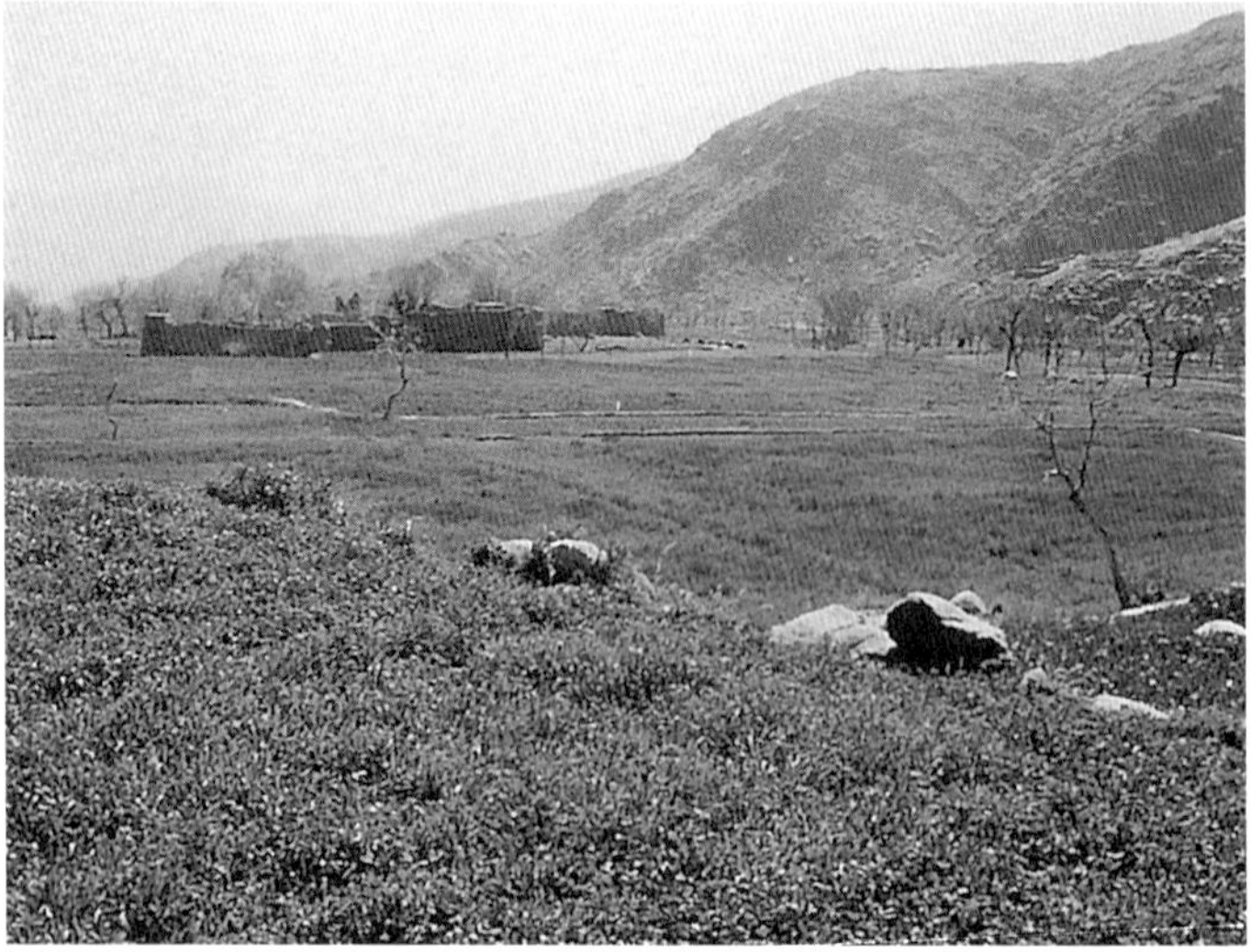

同じ場所の５ヵ月後の様子。井戸と灌漑によって作物が蘇ってきた

れわれが八十本の井戸を掘り、カレーズの灌漑用水を修復してから、見事に緑が復活いたしまして、現在では三十数本のカレーズが復活しました。これによって帰ってきた難民は約一万数千名、私たちとしてはこれをさらに拡大していこうとしています。

空爆下のカーブルに大量の小麦を届け、飢餓を救う

今からちょうど二年前、こんな悲惨な出来事が世界中に伝わらないわけがない、ほとんど帰らなかった難民援助でさえ何十億ドルものお金が使われたくらいですから、百万人が死ぬかもしれないというこんな大災害に、国際社会が黙っているはずはなかろうと信じていました。われわれは医療チームですけれども、水が無いことには病気も良くならない。まず生きていけないということで井戸を掘り始めました。

しかし、やってきたのは国際援助ではなくて、なんと国連制裁。それもはじめのうちは食糧まで制裁しようとした。これは絶対忘れられない。二〇〇一年一月、マレーシアと中国だけが反対しましたけれども、日本も国連制裁に賛成致しました。タリバン政権がテロリストをかくまっているという理由でしたが一般庶民には何のことやらわからない。百万人の人が死ぬというのは大変なことです。日本では、大腸菌で何十人死んだといって全国的な話題になる。あるいは香港で何百人が死ぬというので世界中が大騒ぎになっているというのに、百万人が死ぬ状態がなぜ騒がれなかったか。私はいまだにもって不思議でしょうがない。

ともかくこれによって、アフガニスタンはますます孤立を深めたわけでございます。まがりなりにも救援活動を続けておった外国団体は、「国連制裁があるならわれわれも引き上げます」といっ

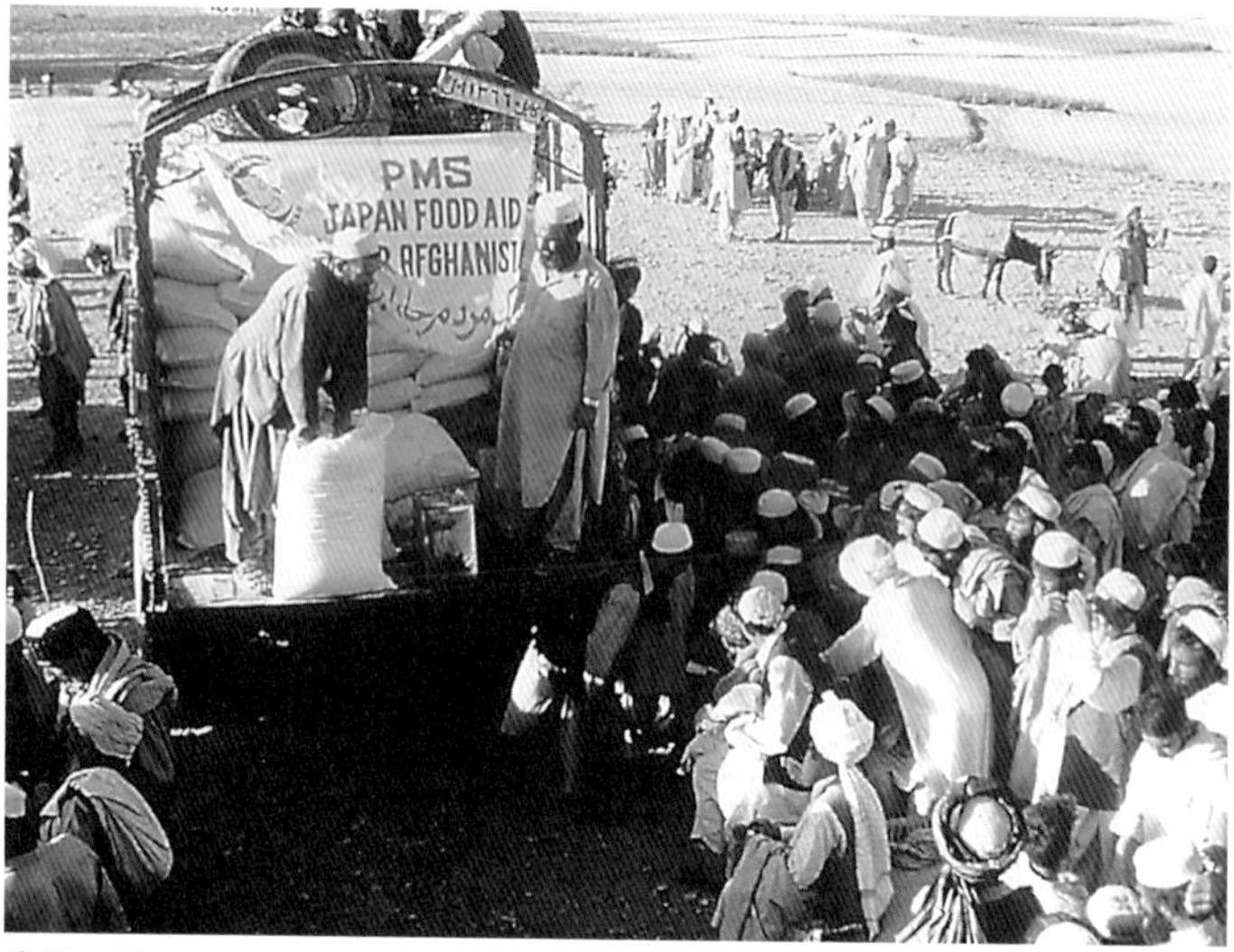

空爆の始まったアフガニスタンで小麦粉を配る

て出ていきました。それで私たちとしては彼らが引き上げるならば、われわれがやろうと覚悟しました。その当時カーブルはすでに干ばつ避難民で膨れあがっておりましたけれども、これがほとんど無医地区に近い状態になってしまっていたので、二〇〇一年の三月から昨年の六月まで、五ヵ所の診療所を開いてこれに備えたわけでございます。

そうこうするうちに、九月十一日にニューヨークテロ事件が起こり、はじめアルカイダに報復するという話が、それをかくまっているタリバン政権を倒すという筋書きになってきて、空爆がありました。一昨年の十月七日だったと記憶していますが、あの季節に空爆を始めることがどういうことなのか現地を少しでも知る者なら解ったはずです。アフガニスタンの冬は非常に厳しく、そのために凍死者が出ることは日常茶飯事ですが、真冬にカーブルが孤立いたしますと食糧が途絶える。

カーブル市民の一割程度が生きて冬を越せないだろうと想定されました。そこで、私たちは空爆の下食糧を運びました。四千五百トンを予定しておりましたけれども、千八百トンの小麦をカーブル市民に届けて、かろうじて飢えに怯えておる人々に励ましを与えたわけです。

ついでながら、あの空爆下になぜそれができたのかといいますと、実は国境は開いていたのですね。開いていなくてもいざというときは馬の背中に積んで間道をいけばいい、「ともかく送れ」ということで送りました。カーブルは当時ピンポイント攻撃だとかいいましたが、誰がタリバンかっていうのは市民の中に入ると分からない。無差別爆撃そのものでした。二十人のボランティアを職員の中から募って送りましたけれども、一ヵ所に集めると、爆弾が落ちた時に全滅してしまい仕事が続かないので、それを四ヵ所に分散して宿泊させました。そしてもし一チームが爆撃されても、残った三チームが必ず任務を果たすということで、無事餓死寸前のカーブル市民の一割に小麦を届けることができました。

麻薬を作る農民、売春する女性――タリバンとともに秩序も崩壊

その後、タリバン政権があっという間に倒れる。自由だ解放だと日本でも伝えられましたけれども、私が見るかぎり確かに「自由」にはなった。ではその自由とは何かというと、タリバン時代はほとんど消滅しておったケシが盛大に復活しました。麻薬をつくる自由。逼迫した女性が売春をする自由。貧乏人がますます貧乏になる自由。子供たちが餓死する自由。この「自由」が解放されたわけですね。私が過去二十年いた中で最悪の時期をアフガニスタンは迎えるに至りました。

私たちは、ともかく地域社会に溶け込み、その

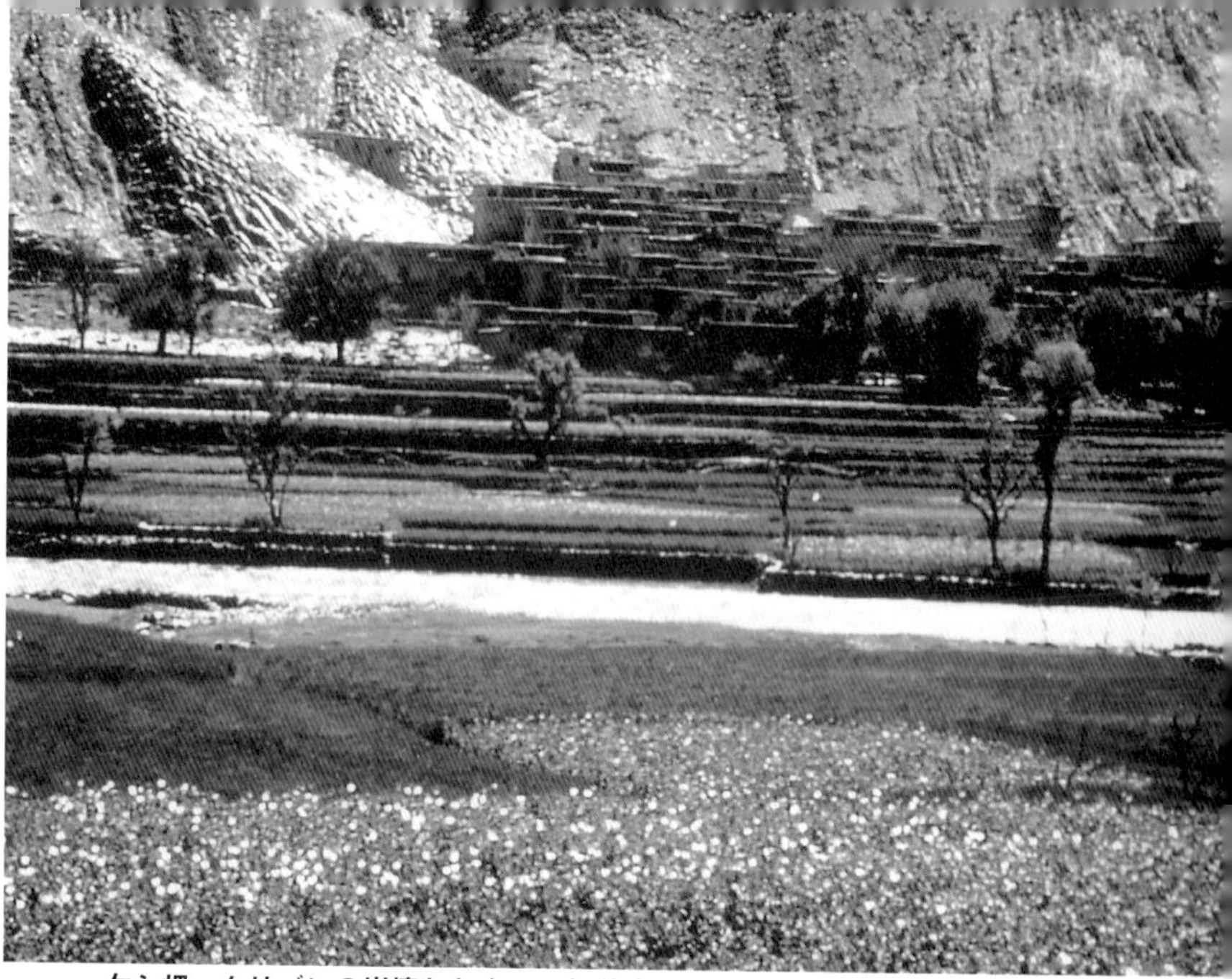

ケシ畑。タリバンの崩壊とともに、無秩序が訪れた

上でプロジェクトを組むというやり方であります。現地では先ほど言いました長老会が地域の決定機関です。彼等がもめごとをはじめ、地域のことを全て掌握して決定します。いわゆる国民投票によるデモクラシーとはちょっと違う。しかしこれはこれで、円滑に回っているわけですから、私たちは地域の長老会と話し合いをしながら、全てのことを進めるようにしております。ケシの問題にしてもこの地域の長老会に呼びかけ、診療所のまわりには実際ケシは植えられませんでした。灌漑用の井戸にしてもケシ栽培には使わないと約束しています。国際社会は麻薬撲滅とかいうけれども、貧乏であるので、そうでもしないと食っていけないという現実があります。しかしある程度の福祉が行き渡る。例えば診療所ができる、灌漑設備が整う、そして農業が充分にできる、というふうになると自然に消えていくものなんですね。

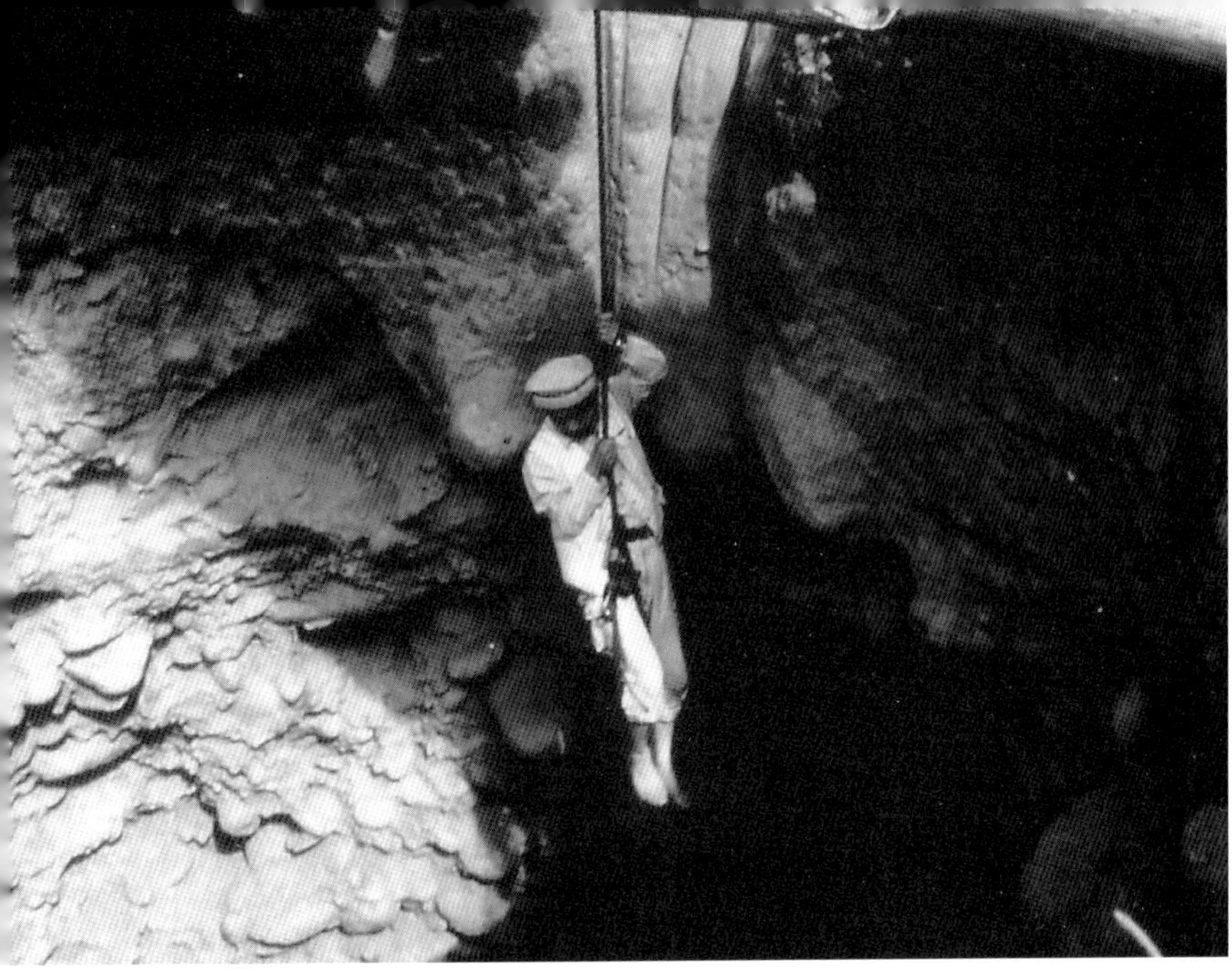

井戸の内部に降りる中村医師

命の源、水を確保する。井戸、カレーズ、そして用水路

まず人間が生きていくうえで必要なのが水。水は何のために必要なのかといいますと、もちろん飲むためにもありますけれど農業のために必要です。この先世界がどうなってもですね、農業がある限り人間は生きていける。電化製品は食えないけれど、札束はやがて薪にしかならなくなるけれども、食べ物さえあれば人間は生きていける。これはあたりまえのことですが、ともかくアフガニスタンが必要とするのは、ずばり水と食べ物です。われわれは地道に農業生産を上げる試みを行っております。そこで灌漑用水。カレーズ（地下水路）だけではどうも足りないと、灌漑井戸も手がけています。灌漑井戸と言ってもですね、近代的なボーリング井戸というのは村人がメンテナンスできませんから、全部手掘りです。これは深さ二十メ

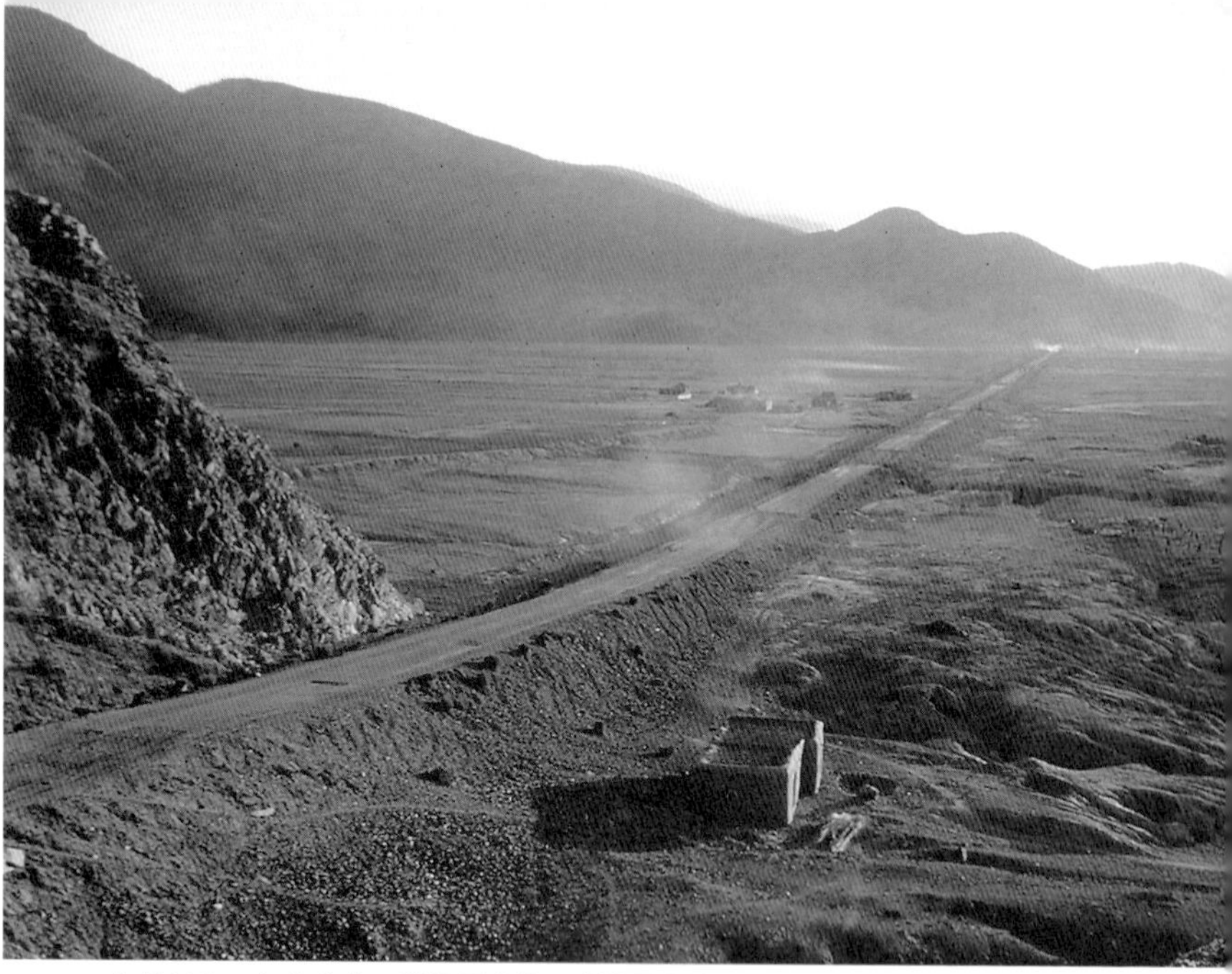

全長16キロにおよぶ、灌漑用水路の建設予定地

ートル。これで約八ヘクタールの面積を潤しています。こうやって、灌漑用水あるいは井戸水で砂漠化した畑や田んぼをいかによみがえらせるかということに、われわれは苦労しております。

問題は白い山の雪が、夏になる前に、さっと溶けてしまって、あとはからからという状態なのですが、現在のアフガニスタンでの干ばつ対策は、実は日本の治水の考えと非常によく似ております。日本において米を作るためには、梅雨に集中する雨をいかに秋まで持たせるか、いかに田んぼに水を張るかということが、重要な要件です。アフガニスタンでも重要なのは一時期に集中する雨や雪溶け水をいかに蓄積して農業を可能にするかということであります。現在日本の井堰《いぜき》、ため池を模倣いたしまして、貯水池をいたるところに作る準備を始めました。

さらに高い山の雪の水は減ることはありません。温暖化でやられるのは約四千メートル以下の

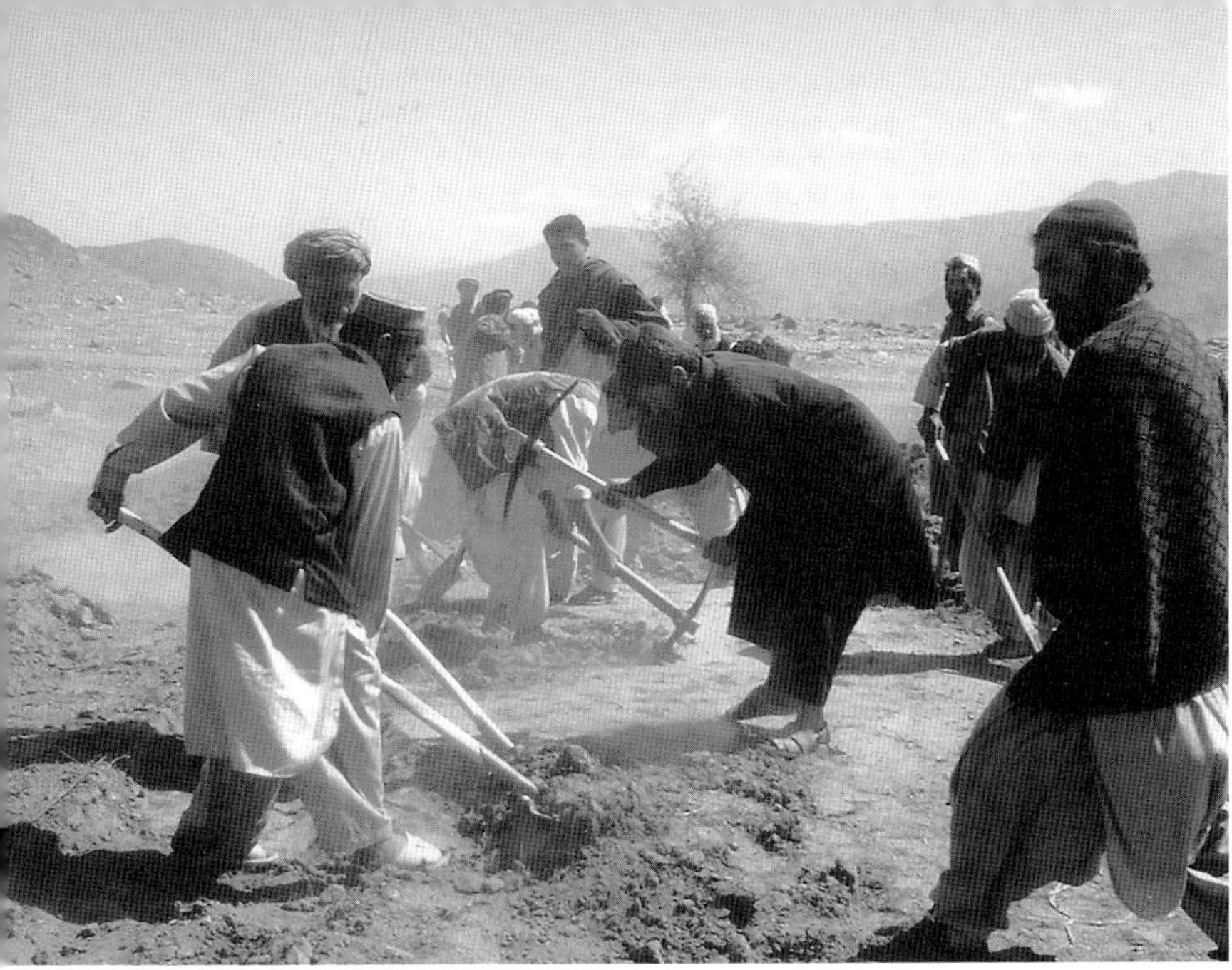

用水路づくりの作業に取りかかる人々

比較的低い山で、それより高い五千から七千メートル級の山からの水は途切れません。それを集めて流れる大河クナール河から水を引こうということで、現在やっと測量が終わって全長十六キロの灌漑用水路の建設が着工されたばかりです。

三月十九日、アメリカによるイラク侵攻の前日、現地で竣工式が行われ、用水路の建設がスタートいたしました。二年後に最低でも約千五百ヘクタールを灌漑する予定です。これによって小麦の予想生産高は最低一万トンを得ることができるという計画です。

明日の命もわからない子供たち。けれども彼らは死ぬまで明るい

こうやって十九年間を駆け足で見てみますと、暗い面ばかりお話ししましたので、本当にひどい国だというふうに思われましょうが、印象的なの

は向こうの子供が非常にいきいきしているということです。かえって日本人のボランティアのほうが暗い顔をしているという現実があります。

　日本に帰って来るとですね、「失業だとか不況だとか倒産が続いて、先生日本も大変ですよ」と言われます。つい私も向こうの実情を思いうかべ、「それで何万人が飢え死にしましたか」と聞くと、誰も飢え死にした人はいないと言う（笑）。でも自殺者が増えていて、年間三万人が自殺するそうですね。私はびっくりします。アフガン人は日本の何万倍も困っているのに、自殺者なんかいません。

　そんなにくよくよするなと言いたいわけですけれども、現地に行くと、いきいきした子供が印象的です。彼らは明日の命もわからない。栄養失調が基礎にありますから簡単な下痢で死んでいく。けれども死ぬまで彼らは明るい。これは一体何なのだろうか。やはり何も失うものがない人の楽天

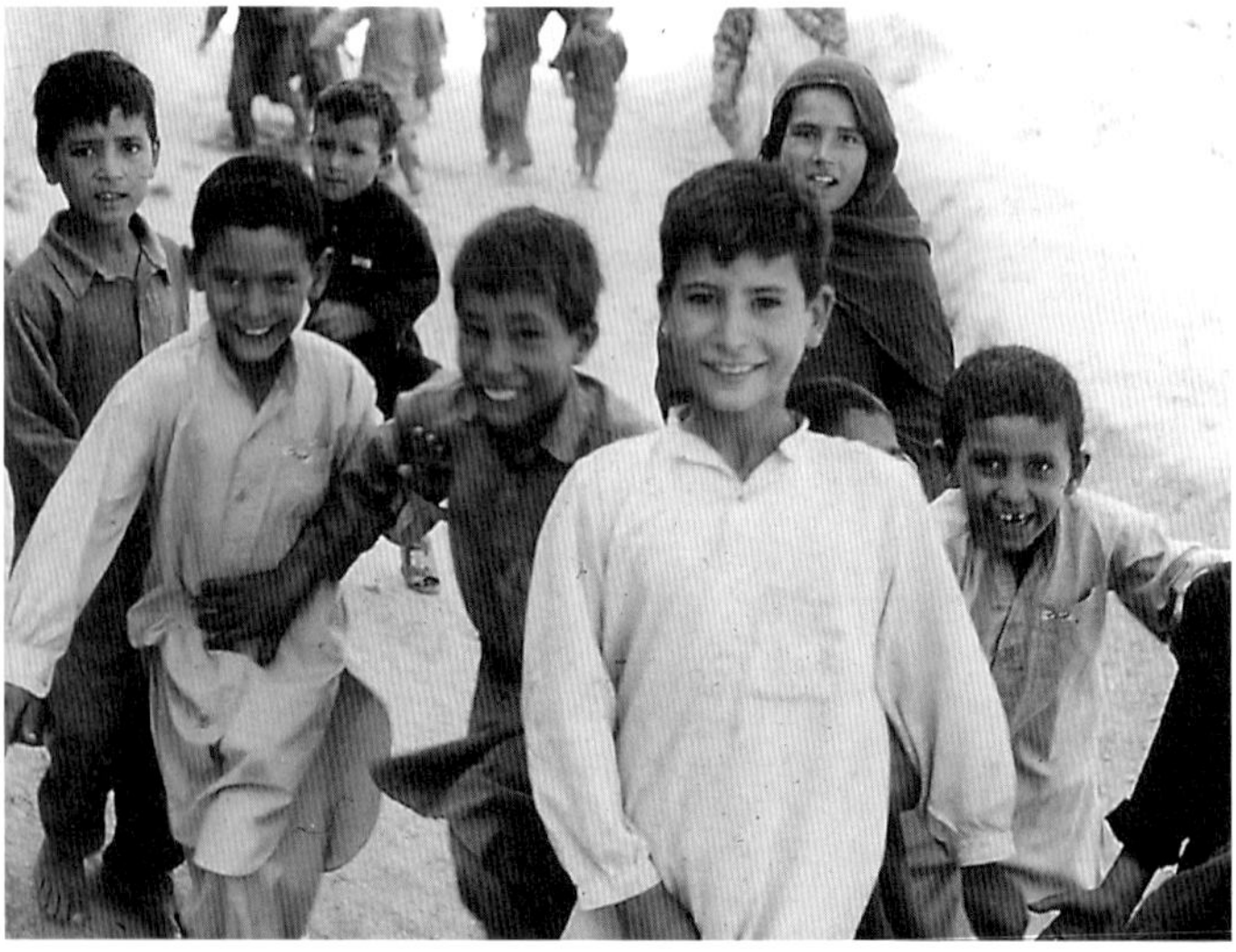

明日の命もわからない。けれども、明るくいきいきとした子供たち

的な気持ちというのはあるのではないかと思います。

患者にとって良いことは何なのかを考えることで、豊かな心を得た

この私たちの活動を通していえることはですね、本当に人間というのは愚かなものである。目先のことで振り回されて生きていかざるを得ない存在である。しかしどんな場所であっても自分のおかれたところで人としての分を尽くすことが大切なのです。

私たちはたまたまアフガニスタンと縁があって力を尽くしているのであって、医者が皆、海外協力をしないとダメだと言うわけではないと思うのですね。離島でも人が必要ですし、老人医療でも本格的な医療というのはまだまだケアが足りない。国内でもすることはたくさんあります。私たちが考えなくちゃいけないのは、その人がおかれたところでその相手の患者にとって一番必要なものは何なのかを察し、それに従って治療を進めることだと強く思っています。

「一隅を照らす」という言葉があります。一隅を照らすというのは、一つの片隅《かたすみ》を照らすということですが、それで良いわけでありまして、世界がどうだとか、国際貢献がどうだとかいう問題に煩わされてはいけない。世界中を照らそうとしたら、爆弾を落とさなくちゃいけない。それよりも自分の身の回り、出会った人、出会った出来事の中で人としての最善を尽くすことではないかというふうに思っております。今振り返ってつくづく思うことは、確かにあそこで困っている人がいて、なんとかしてあげたいなあということで始めたことが、次々と大きくなっていったわけですけれど、逆に二十年間それを続けてきたことで私たち自身が、本当に人間にとって大事なことは何なのか、

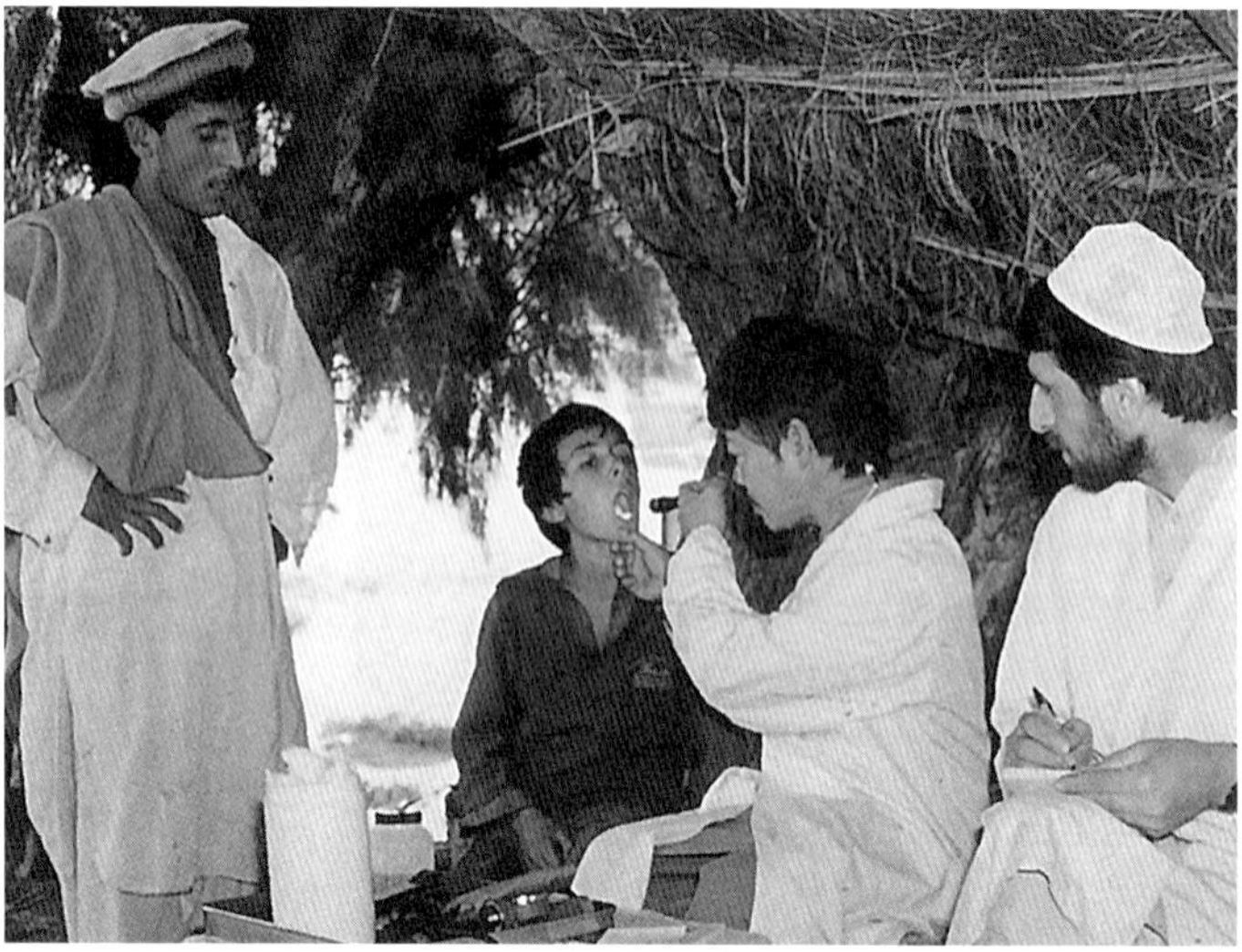

マラリア大流行時のフィールド診療を行う中村医師

人間が無くしても良いことは何なのか、人間として最後まで大事にしなくちゃいけないものは何なのか、ということについてヒントを得たような気がするわけです。結局自分が助かったということですね。助けることは助かることという言葉がありますけれども、その通りでありまして、この事業を通じて私たち自身が、気持ちが豊かでかつ楽天的になったということがいえます。

今日来ている方々の中には、将来医学の道に進もうとしている方もいらっしゃるようですが、どんな場所にありましても臨床医としてその患者さんにとって良いことは何なのか、君たち自身にとって良いことではなくて、患者さんにとって良いことは何なのかという目を持つようにすれば、それはきっと自分をも豊かにするでしょう。

最後に若い方に一言。犬も歩けば棒にあたるといいますが、若い人は目先の利害にとらわれず、身をもって良いと思うことをどんどんやっていただきたい。これは若者の特権です。間違ってもやり替えがきく。私たちくらいになると皆許してくれない。君たちは、悪事でもしない限り、だいたいやり替えがきく。恐れずに歩き回って、正しいと思うことを利害にとらわれずに貫くことです。

　ひとまずここで私の話を終わらせていただきます。どうもご静聴ありがとうございました。

中村哲医師と参加者の質疑応答

本当のことを知ってほしいからありのままを話そう

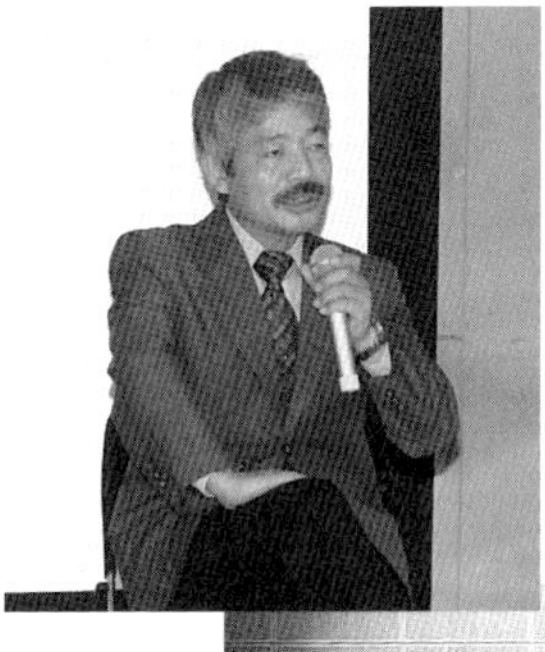

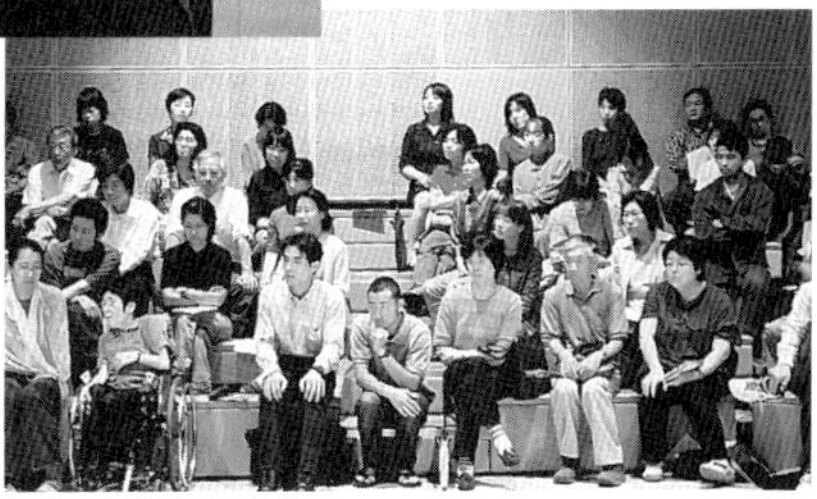

収録　2003年4月26日（土）東京医ゼミに行く会（全国医学生ゼミナール）春医ゼミ
2003年6月15日（日）ペシャワール会 現地報告会（熊本）

アフガニスタン・パキスタンの現地の医療についての質問

今後のアフガニスタンにおける医療活動の展望を教えて下さい。

もともと首都のカーブルだとか、ジャララバードの一部だとか大都市の限られた一部を除いて、アフガニスタンにわれわれが考えるような医療というものはなかった。今後医療はどうなるかというよりも、何もない上に何かを築くにはどうしたらいいかという問題の設定でなければならないと思います。あたかも戦乱と干ばつで医療施設が破壊され、それを復興するという考えを持っている人がいますけれども、もともと医療関係者さえ見たことがなかったという人が多い地域ですね。そのような地域で医療を展開するというのは、私はきりのない話だと思います。もしわれわれが考えているような診療施設をアフガニスタン中に作っていこうというなら、アフガニスタンだけではなくてパキスタン、いうならば日本にだって作らなければいけない。行くべきところに医者が行かないという現実は多くあります。

それにそんなに予算がない。アフガニスタンには日本で考えるような国家予算そのものがないですし、人々は棺も買えずに死んでいく。今後都市部にシンボル的な近代施設の整った病院ができたにしても、農村地帯についてはおそらく政府さえ手が出せないでしょう。

しかしその状況下でも、百パーセントやろうとすれ

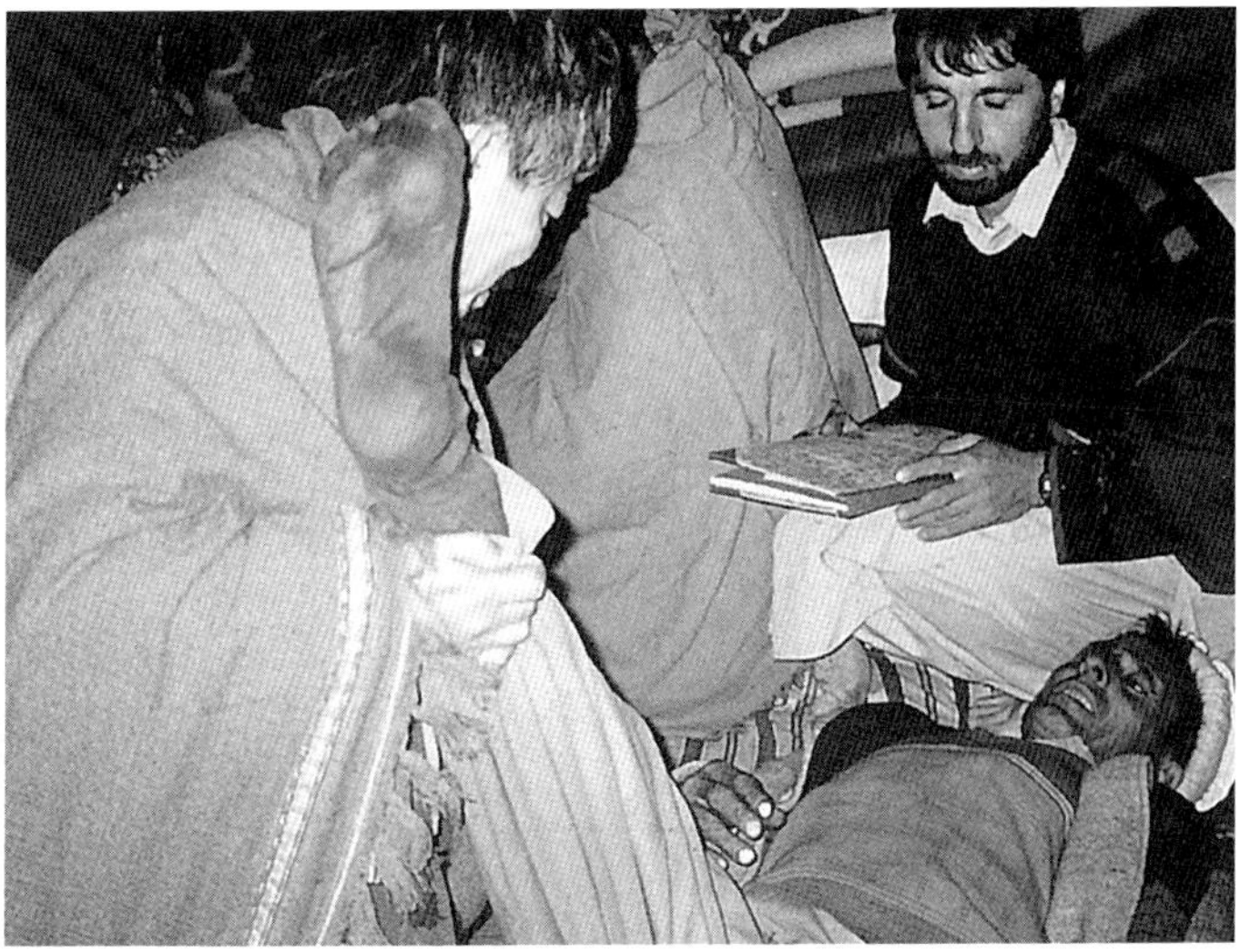

移動診療を行う中村医師

ば何もできません。私たちの診療所だって何も医療設備があるわけではない。聴診器と顕微鏡、耳鏡、眼底鏡、血圧計。その程度なんですね。しかしアフガニスタンの農村での死因というのはほとんどが感染症でありますから、感染症対策をするだけで相当な犠牲者を助けられる。さらに言うなら感染症の原因、特に下痢症というのは清潔な飲料水が無いため起こることが多い。だから決してわれわれは、のどが乾いているから井戸掘っているというわけではない。井戸水が出た地域では見事に感染症が減ってきている。特に腸管感染症、赤痢、肝炎。流行性肝炎ですね。また他の細菌性腸炎などが激減してきた。これは見事に清潔な水がある所では子供があんまり死ななかったという事実から見てもわかりますように、医療だけが突出するいわゆる診療所検診というのは成り立たないのではないか。もっと公衆衛生学的な面に目を向けるべきです。清潔な水を確保することや、栄養失調の改善をすることが必要です。死亡率の背景には大抵栄養失調があり、簡単な病気でどんどん死んでいく。これらを並行して進めずに、どれか一つだけ突出させて進めても効果は上がらないだろうと思います。

将来海外で医療をしたいと思っているのですが、どんな覚悟を、どんな志を持てばいいのか教えて下さい。

水を差すようですけれども、だいたい「こうしたい」と思ってその通りになることはあんまりないんですね（笑）。仕方ないよなあと思って、したくなかったことを、ずるずるとやることの方が多いのです。だからといって志をもつのがダメだというのではなくて、それはそれで温めておかれてですね、そして犬も歩けば棒に当たる（笑）という気持ちで良いのではないかと思います。縁があればといいますけれど、縁といってばかにしてはいけません。何かの縁で、海外医療に従事しようと思っていたのが東京の小さな診療所で終わってしまったということもあるかもしれない。離島に行ったらあるいは医者を辞めて井戸を掘っていたかもしれない。しかしその時に出会う事柄だとか人に対してですね、誠実にふるまうという態度を崩さずに自分が納得できる人生を送ればいいのだと思います。

もちろんうちに来てもらえればありがたいですけれども。期待せずに待っております。

海外での国際保健協力の従事にあった性格というものがもしありましたら教えて下さい。

現地にあう性格。これはですね、行った場所と巡り合わせと、時期と環境によると思います。たまたまですね、悪い時期にいって嫌になって帰った人もあれば、パキスタンやアフガニスタンでは良い仕事ができなくても、インドネシアではできるという人もいるし、その地域との相性というものがあるのではないでしょうか。まあ甚だ非科学的ですけれど、やはりこれは縁としか言い様がない。よく聞かれて聞き返すのはですね、結婚してる人に、「なぜ今の奥さんじゃないといけないんですか、人類の半分は女性なのだし、誰でもいいじゃないですか」というと、「いやそういうけれども、縁というものがあって…」といいます。だから誰でも良いということは無いが、自分でも勝手に決められないということもあるんではないかと私は密かに思っております。

それから国際協力というのは犬も歩けば棒に当たるだとか縁だとかいいますと、大抵普通の人は笑いますから、あんまり声を大きくして言いたくないんですけど、やっぱりこれはその志を抱いておけば、出るところで芽が出るものは出るのではないか。たまたま運が悪くて、縁が無くて、そのせっかくいい種なのに石の上に落ちた。いつまでたっても風が吹き飛ばしてくれなかった。そういうときは石の上で上に伸びていくしかないのではないでしょうか。それはもう仕方がないと思うんですね。でもそういう志を持つということは私は大事なことだと思います。しかし国際医療に向いている、向いていないという特別な性格はないと思います。ただいえるのは先ほど言いましたように、単なる違いであるものを、優劣であるだとか優れているとか劣っている、良いとか悪いとかいうもので裁かない。これが最も基本的な点ではないでしょうか。私はその気持ちさえあればどこに行ってもいい仕事ができるのではないかと思います。

伝統医療というものが世界各地にありますけれども、パキスタンやアフガニスタンにはそういったものがありますか。また医療のなかで活用されているのであればどのように使われているのかを教えて下さい。

現地でのローカルな医療はあるかというとあります。ただこれは限られておりまして、日本で行われておった加持祈祷に相当します。日本でも同じで漢方薬は効くかどうかいえば、効くと思えば効くし、効かないと思えば効かない。効くと思う人に対してわれわれは飲んで下さいという。そういうのに似ています。

場合によっては地域の医療のほうが優れている場合もある。これも話が脱線するかも知れませんけれども、われわれ医療関係者の先祖というのは加持祈祷師なんですね。加持祈祷師と床屋。昔は人に非ざるもの、非人というものの中に入っていた。どういうことかというと、人間と人間の手の届かないどうしようもない世界の仲介役として、医療関係者は特別に扱われていた。そういう意味では、われわれが患者に接するとき、単に医療技術屋であってはいけない。死にかけた人を助けるのはもちろんそうですが、助からないという場合でも何かしらの慰みを与えることも仕事である。われわれが手出しできない慰めを加持祈祷師は与えている。現地ではお坊さんであったり、占い師であったりですけれども、私はそれはそれで必要なものであると思います。

アフガニスタンという国には、身の回りの困った人というのはたくさんいると思います。何でもかんでも助けていたら効率が悪い援助になりませんか。ここまでの人に自分たちは援助するという、ペシャワール会の定めた方針というものはあるのですか。

おっしゃる通りですね。助けようとするときりがない。去年ですねアフガン復興東京会議で医療問題、女性問題、教育問題など五項目ぐらいが絞られましたけれども、医療といったって、医療施設があるところのほうが少ないという現実なのです。それでも困った患者は、やはり診療所に来るわけです。

われわれが活動するのは、ハンセン病の多発地帯で、なおかつわれわれの目の届く範囲と考えています。診療所周辺をマラリアの大流行なんかがありますと、フィールド診療をしますけれども、診療所に来れる人というのは、だいたい歩いて三日の範囲に住んでいる人ですね。私たちの予算にも限りがありますが、限りあるだけで一つのモデル的なケースを作ろうということでやっています。

さらに方針という言葉に突っ込んでいくと、ともかく長くいるということですね。私というか現地の人が一番気に入らないのは、新聞に載ったり、世界的なニュースになるとワッと来るけれども、話題性がなくなると去っていく、そのことに対する不信が非常に強いんですね。私たちとしてはハンセン病そのものが特に長くかかる病気でもあり、これは何十年もかかる仕事だというつもりでやっていますので、それでみんなが信用してくれるんですね。少なくとも私の目の黒いうちは続けます。私が死んだらという話が先ほどありましたが、なるべく死なないようにしながら続けていれば、その後にまたもの好きな人も現れるんじゃないかと思っています。

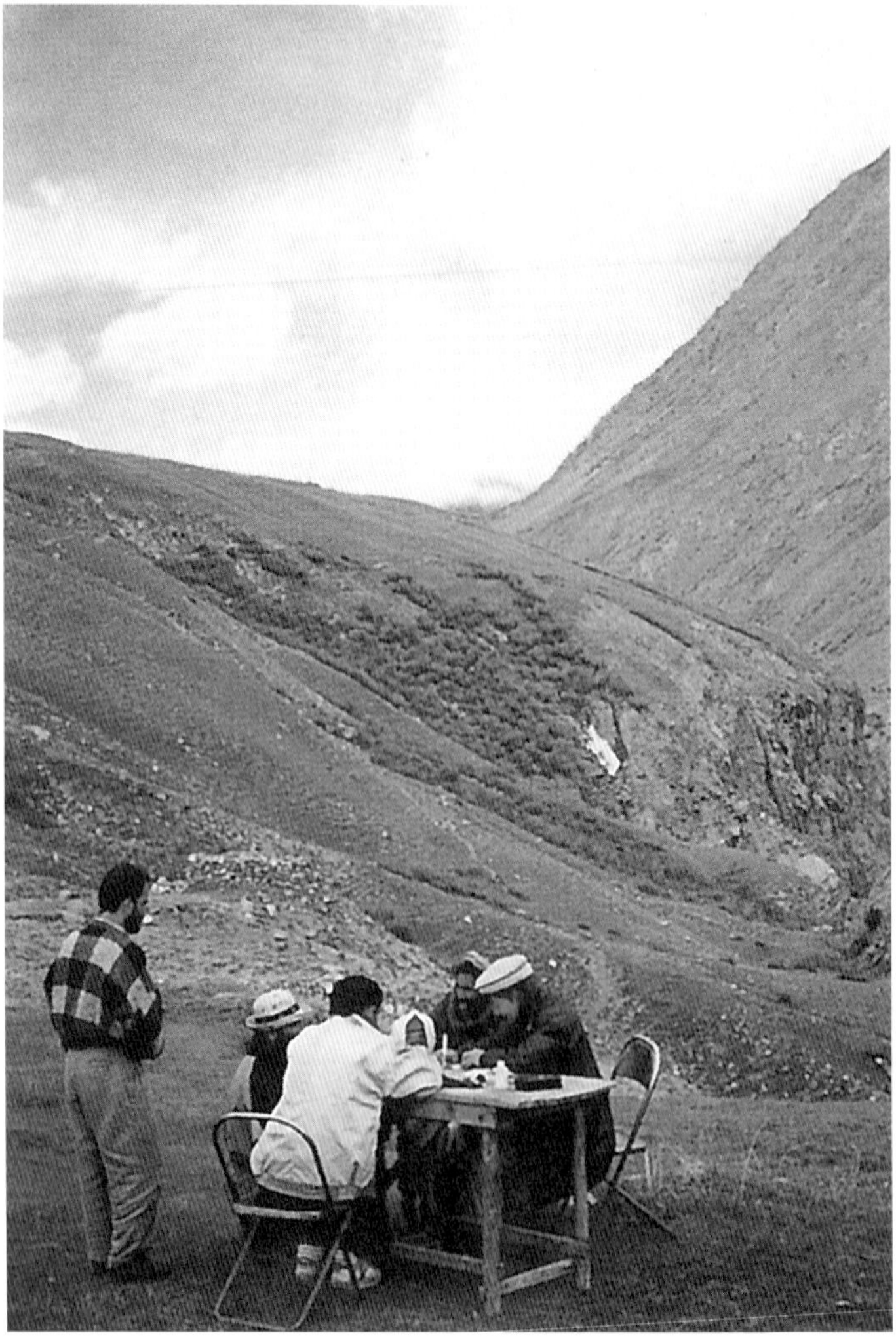

移動診療の様子

例えばですね結婚相手に対してあなたが面白くなくなったから私は別れますと突然言えば、やはりそれは相手は面白く無いんじゃないですか。結果はどうであれ、ずっと一緒にいますよというほうが安心できる。それと似たようなところがありますね。

活動がある地域に限らずにおれないというのはおっしゃるとおりです。しかしそれをモデルにして、他のＮＧＯ、あるいは政府がそれを採用するということがあれば、それでいいんじゃないかと思っております。

水源の確保や医療の充実によって、人口が増加し過ぎて問題は起きないのですか。またアフガニスタンの出生率など母子医療についての事情を教えて下さい。

人口が増えて困ることはないかということですが、困ることはあります。しかしこれはですね、その人口が余ってくると、出稼ぎに出すということでなんとかできますし、農村ではむしろ人口が足りないがために、農村の開発が遅れるということがあります。だから一昔前の日本というものを想像していただければわかると思いますが、だいたい子供が五人というのは少ないほうで、多い人で一ダースというのも稀ではありません。

母子医療の質問がありましたのでいいますが、細かい数字は忘れましたが、確か日本の十倍くらい母体の出産時の死亡率が高かったと思います。子どもの死亡率、五歳までの死亡率も世界で一番悪かったんではないでしょうか。しかしそうして残った人はかえって強い。頑丈なお年寄りはたくさんいます。出産率は、だいたい私が見る限り一人につき五名から十名が平均的なところではないでしょうか。子どもが五歳から六歳になるまでに一人二人は大抵死にますから、平均すれ

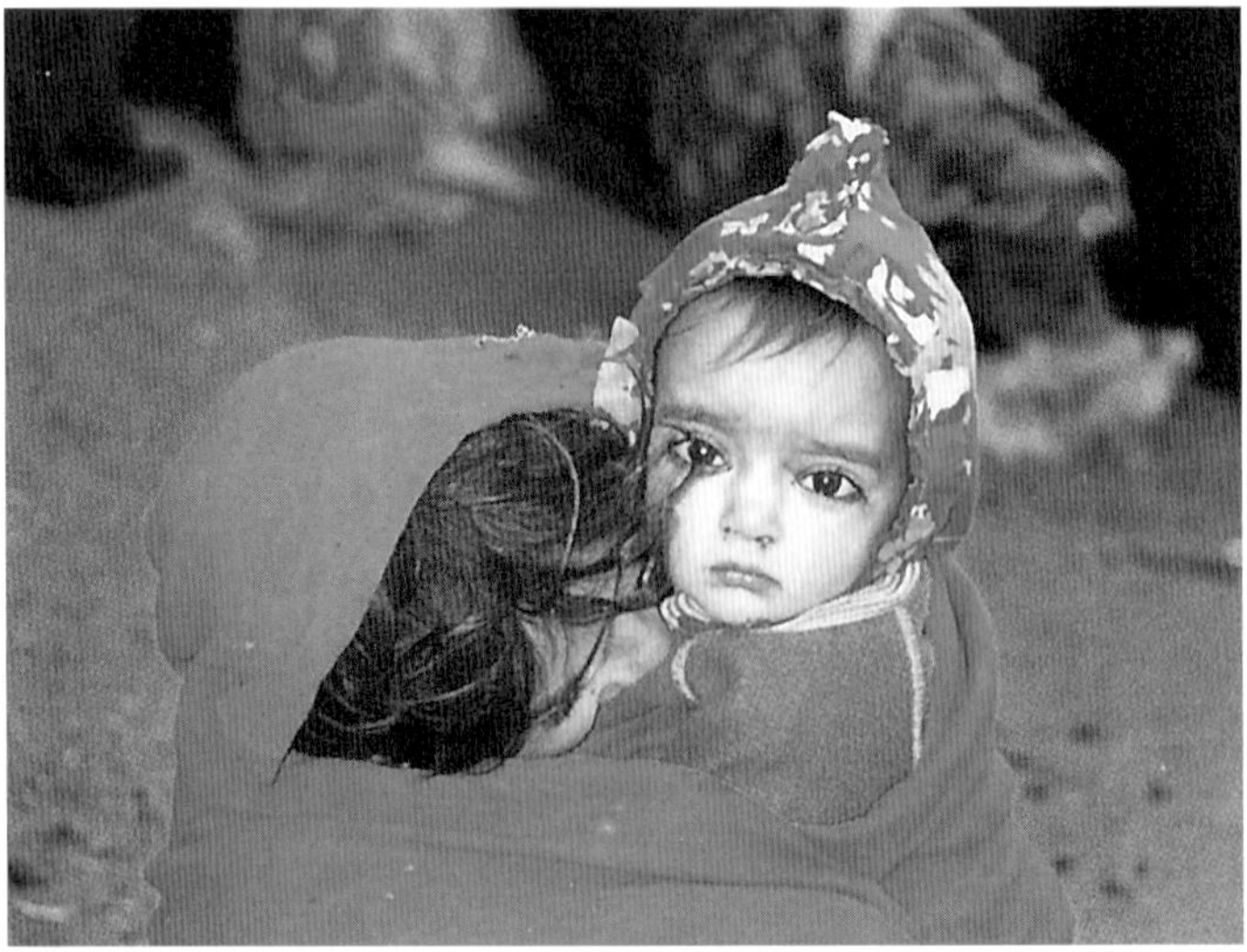

アフガニスタン東部にて

ば、四、五人というところが一般的な印象ではないでしょうか。
もちろんこれは農村と都市では違って、都市の場合は日本と比較的近づいてきて、一人っ子、二人っ子というのも珍しくない。

現在、理学療法士になるために勉強中なのですが、ぜひとも将来現地へ行きたいと思っています。理学療法士は現地の状況で必要とされる分野なのか教えていただければと思います。

理学療法士は必要です。というのはわれわれが扱っているのは、ハンセン病だけでなく先天性の疾患、いわば手足がマヒするようなマヒ性の疾患が多いものですから。以前理学療法士さんが三年ばかりいました。

私は医療技術者ではないのですが、そのような人間でも、現地で国際協力はできますか。医療以外ではどのような仕事があるのですか。

ペシャワール会にはワーカーが現在十五名おり、その内訳をいいますと、医師は二名。看護師が一名。検査技師が一名。会計関係が二名。お金の計算ですね。私たちはお金を現地の人に触らせない、不正が必ず起こるんですね。会計は日本人を置くようにしています。会計の専門家ではなかったのですが、現地で会計のやり方を覚えてもらっています。それから日本と現地の連絡員二名。農業関係が二名。私たちは試験農場を持っていまして、限られた水で乾燥に強い作物をいかに増産していくかということを、地味ではありますが、研究を続けております。そのためにそれに張り付けになっている人が三名。その他はすべて水源事

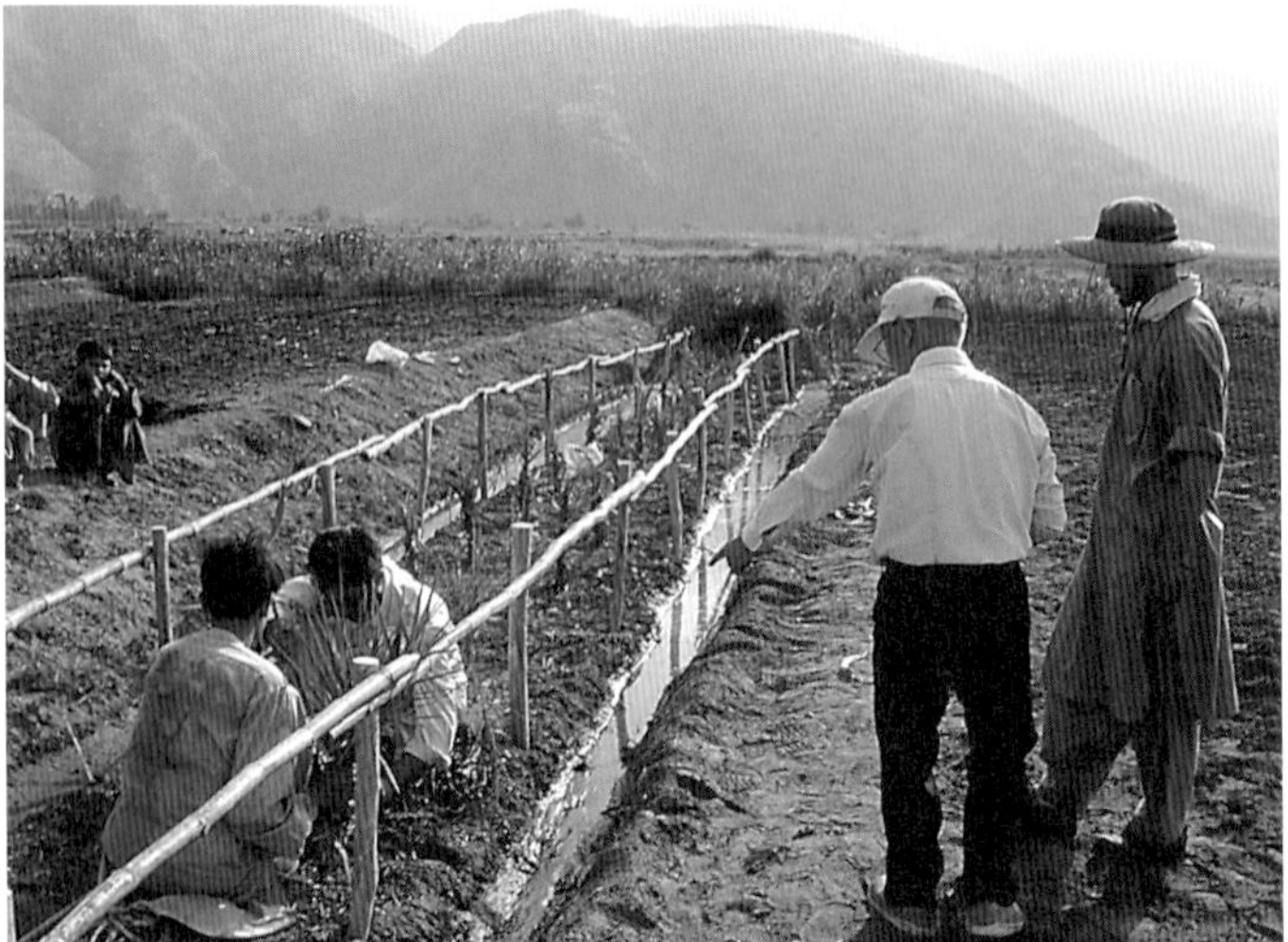

試験農場での指導の様子

業。人によっては事務で頑張っている人もいるし、人によっては先頭に立って井戸の中でつるはしをふるう。あるいは今度用水路の建設も始まりましたんで、そのための測量をして回るだとかそういうこともあります。実際は、医療技術も含めて、日本での常識が通用しないということがあまりにも多いので、現地で一つ一つ習得していくというのが私たちのスタンスです。

今、私は医者の仕事はほとんどしていないです。土木技師の仕事をしております。これも日本のそれが通用するかというとそうではなくて、現地にあったやり方を探る。これが一番良いという方法を考える。それには現場主義に徹する。しかし、申し訳ありませんが、特にアフガニスタンの場合は、男性に限ると思います。これは女性は外をなかなか歩きにくいですし、女性がいると全体の行動力が下がるという事情からです。女性がいると守ってあげなくちゃいけないために気を使うということがあります。だから女性の場合は病院内の仕事がメインですね。

ペシャワール会の運営と現地での生活についての質問

ペシャワール会には二億円というお金が募金されているということですが支援者は寄付をしたら、その先どのように使われているのかということが気になります。募金がきちんと使われるために、先生が注意している点を教えて下さい。

まず一つは賃金の問題。日本の募金者からの貴重な金であるからということを現地のスタッフに理解させて、しかもなるべく現地の相場の給料で払うことにしています。例えば、給料を日本円になおすと一ヵ月に平均約七千円なんですね。七千円で一ヵ月暮らせるのかと皆さん思われるでしょうが、だいたいそれが相場なんです。ところが外国人は自分の国の金銭感覚なので、そんな安い金でいいのか、ということで高くしてしまう。こうして段々高くなってしまうんですね。

それから薬品もなるべく現地のもので済ます。例えば、われわれが使っているのはだいたいがパキスタン製、中国製、イラン製です。そうすると日本の薬価の数十分の一で済む。日本で高価な抗生物質なんかすごく安い。高いんですね日本では。現地ではイラン製のものを買うと、ものによっては二十分の一の値段です。なるべく節約して、現地のルールにのっとって使わないといけない。そのためにはいつも目を光らせておかなければならないということもあります。

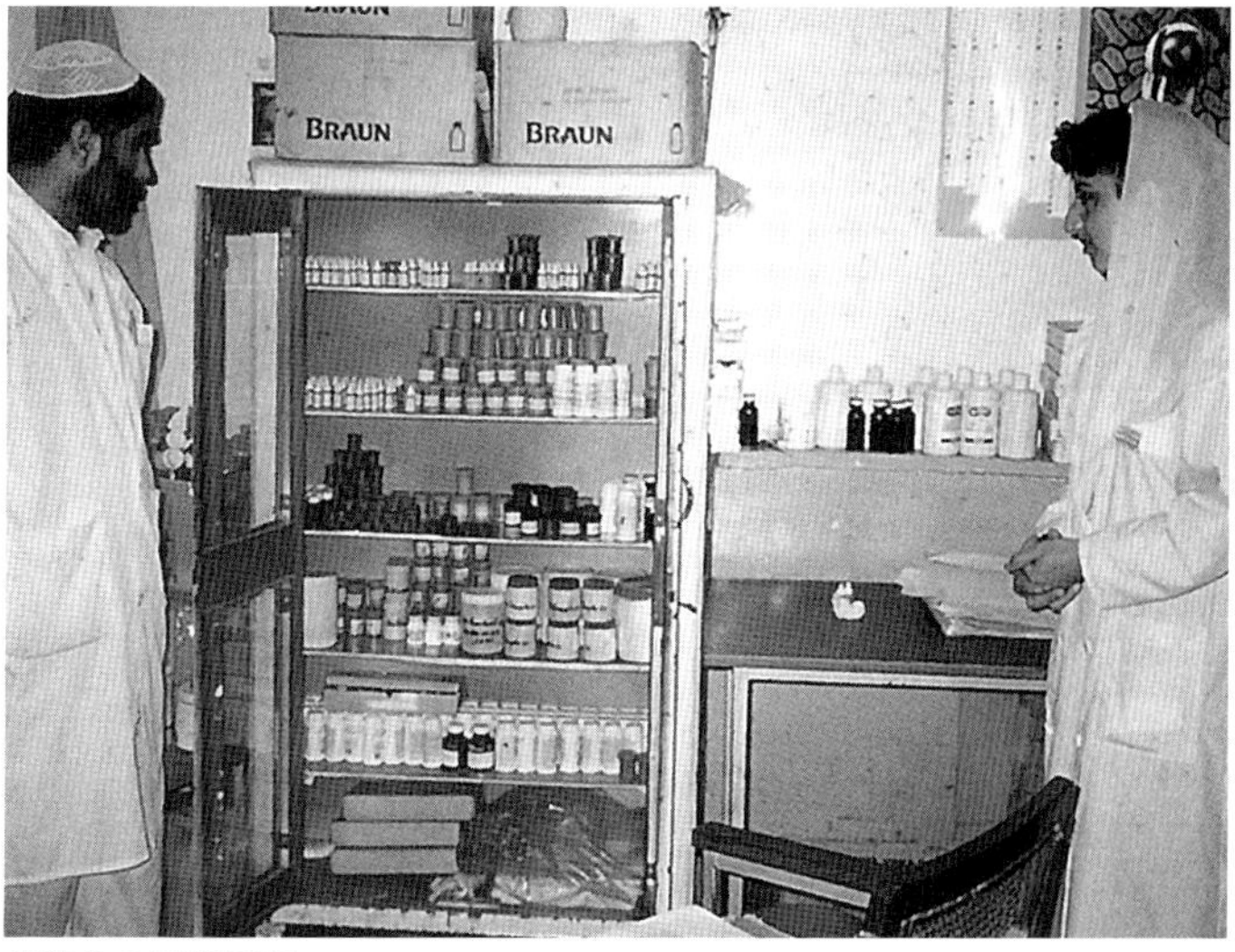

病院内の医薬品庫

さらに何か事を起こす時には、自分が先頭にたってやるということですね。悪口言ってるわけではないですが、こうしてはいけない例として一つの国際機関の例をいうと、お金が届く。そして現地の請負に任せてしまう。それで実際に現場を見ずに、何々地区に井戸を何本掘りましたと報告を受けるだけで、果たして本当に掘ったのか確認しない。われわれは井戸の再生を頼まれて調査したことがあるのでよくわかりますけれども、ひどいものになりますと水の出るところまで掘ってないのにポンプだけ置いてある。「何々団体はこれだけの井戸を作った」と言われますけれど実態はかけ離れていることがある。その組織の人が現場を見ないでいつもオフィスに座って仕事をしているから、こんなふうになる。

さすが二億円ともなりますと事務量も膨大になり、これは専従を置かないわけにもいきませんが、日本の事務局に専従らしきものをおいたのはやっと去年の話です。会員一万二千人に対して二名おりまして、ほとんどボランティアでカバーしています。日本で使うのは、事務所の維持費、切手代、報告費、報告書の通信費。これがほとんどですね。そのために現地に送られるお金は一番いいときで九十五パーセント、悪くても約九十パーセントです。ということでいろいろと出費を抑える方法はあります。

先生が風土も宗教も全く違う世界飛び込んでいかれて、地域の人々と接するとき、また組織を動かしていくとき、どういったことに気をつけていますか。

どうやって溶け込んできたかということですが、これは肌で感じないとわからない。結論からいうと水泳、泳ぎ方を覚えるのと同じなんです。本だけ見てもわからない。クロールの仕方、手足をこう動かすだとか図を見たって実際に水に入らないとわからない。

私たちのやり方はですね、新しいワーカーが来るといきなり現地に放り出します。お前ここにおれといって、約一年誰も来ない山の中におらされて、徐々に慣れていった者もいる。医療関係者なら三分の二、普通のひとなら約半分が、やはり現地にはなじまず帰らざるを得ません。配置替えで見違えるようになることもありますが、やはりその地域に合う合わないという適性もある。いずれにしても、現地の人とカタコトでも意思疎通をしながら努力していく、そうして慣れていくんですね。

日本を見てますと話が逆で、これこれの準備をしていないと、こうできない。確かに現地でもそういう方法はありますけれども、習うより慣れろで、水泳の時、父親が子供を海の中に引っ張っていき放して、溺れかけたら助けるということで慣らしていくという方法をわれわれも採用しています。現地に合わなくて働けないからこの人はだめだということではなくて、やはり合う合わないということはあります。でも合うか合わないか考えるよりもその地域の慣習や文化を善悪だとか、優劣の目で見ないということが大事な点だと思いますね。特に医療関係者はそうですね。痴呆があるからこいつは人間としてダメになったと考えていたんじゃ仕事できないんですね。手がないから劣っておるだとかそういうふうに

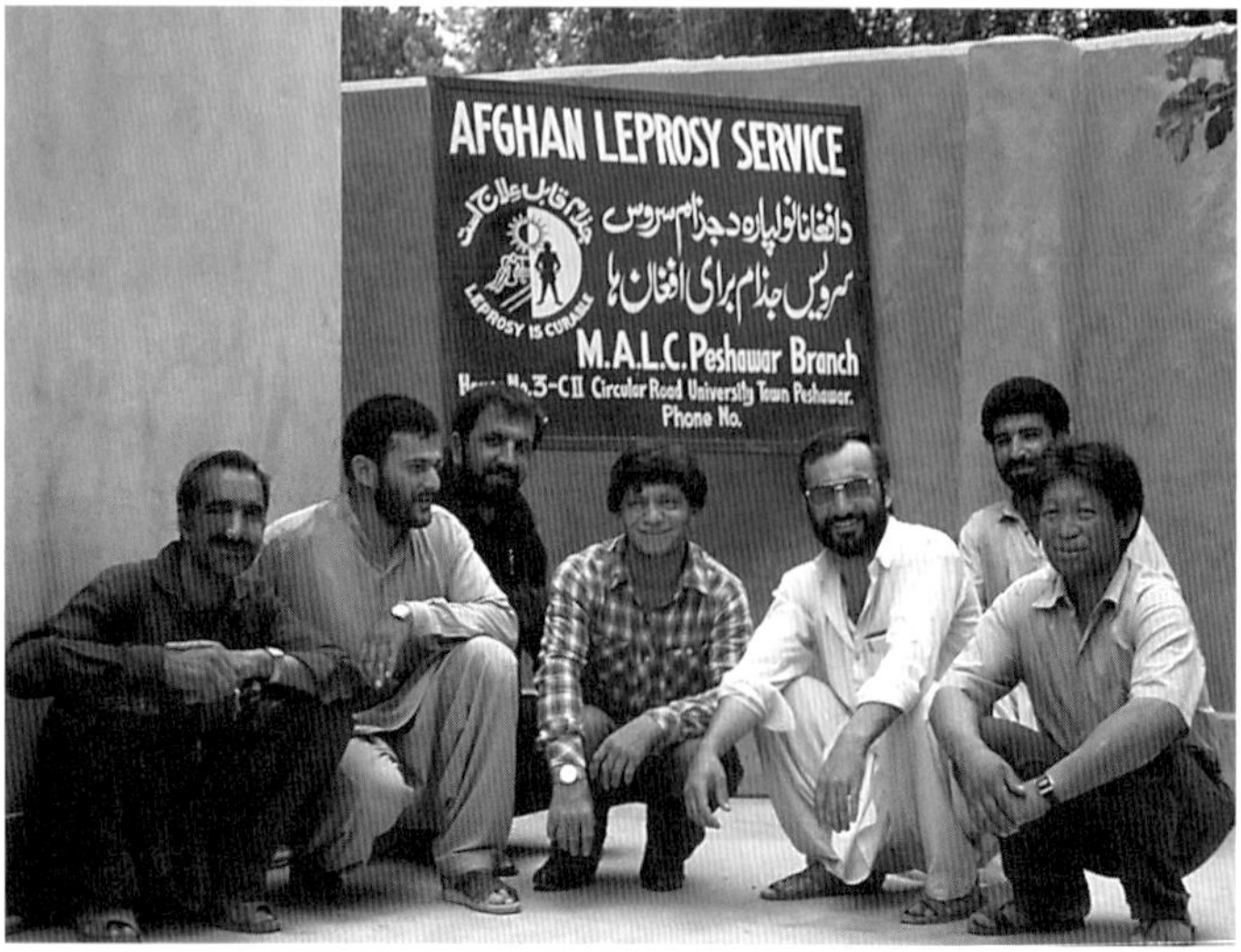

現地のスタッフと、日本人スタッフ

考えない。手が無いなら無いなりにリハビリテーションやらなんかしながらその範囲でできる最善のことをしていく。これが大事な点です。

今の国際的な議論も同じことで、「この国はこんなふうだから発達しない。だからデモクラシーを外から持ち込もう」とかそういうのでは成功しないのではないか。まず自分が優位で相手が劣っているというその態度を改めなければ、同じ目の高さでやっていくことはできないですから。

日本人のスタッフより、現地のスタッフが圧倒的に多いということでしたが、現地のスタッフの方々はどういう形で協力しているのですか。募集の仕方や実際の作業などについて教えて下さい。

新聞広告などで募集して集めることもあります。でも大抵口コミで面接に来た人をこれはできそうだ、できそうでないというのを見て、三ヵ月間の試用期間をまず置きます。そして三ヵ月間一緒に働いてみて、どうもあれは周りと合わない、というときはそのまま辞めてもらう。続ける場合は正式雇用する、という形を取ります。日本人ワーカーについても同様で、まず一年以上続くことが条件で、まず三ヵ月来てみてもらって態度を決定してもらう。

普通だいたいこちらが思った通りの人というのは集まりませんから、私たちのやり方で、院内で医学訓練を施すということもやっています。現地のお医者さんは簡単な内視鏡もできない人がほとんどなわけですね。内視鏡どころか心電図も読めないという人が多いんです。だから医学生を相手にするつもりで基礎的な部分をまた臨床訓練します。

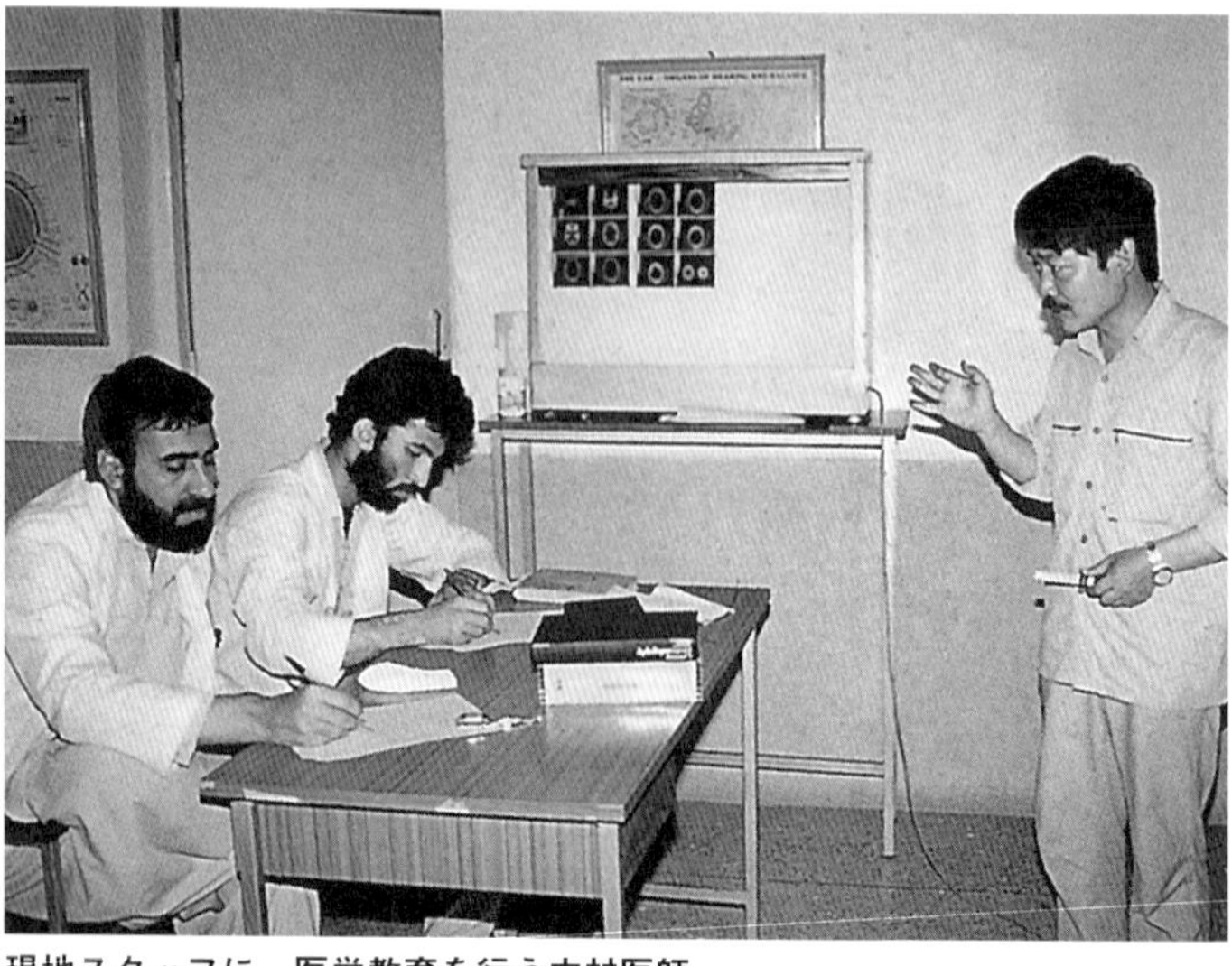

現地スタッフに、医学教育を行う中村医師

みなさんのご努力でずいぶん緑が戻ってきたようですけれども、食料の自給率はどのくらいでしょうか。

ＷＦＰ（世界食料計画）が出していたのが、去年の値で全体で五十パーセントをちょっとは上回るという程度でした。今年は雨が多いので回復するだろうという楽観的な見通しを述べておりましたが、私自身は非常に悲観的というか正反対の意見をもっています。というのはＷＦＰはこの二年間そう言いつづけましたが、一時的に雨の多い時期にそう言うと希望が湧くような感じがするけれども、やがてカラカラの夏が来るというのがここ四、五年のパターンなんですね。おそらく地球温暖化と関係があるならば、先ほど申しましたように、もっと悪くなっていくだろうと思います。

現在、自給率の細かい数字までは把握していませんけれども、地域差が非常に激しい。先ほど申しましたように、五、六千メートルの高い山の雪に依存している川は途切れずに流れているけれども、だいたい四千メートルくらいを境にして、比較的小河川に頼っておる地域はとんでもない干ばつの状態にあるということなんですね。ある地域は自給率は０パーセントに近いというところもあるし、別の地域では百パーセントのところもあります。全体として見るとおそらく三分の一が飢饉の状態にあるのではないかと推測しています。私たちが

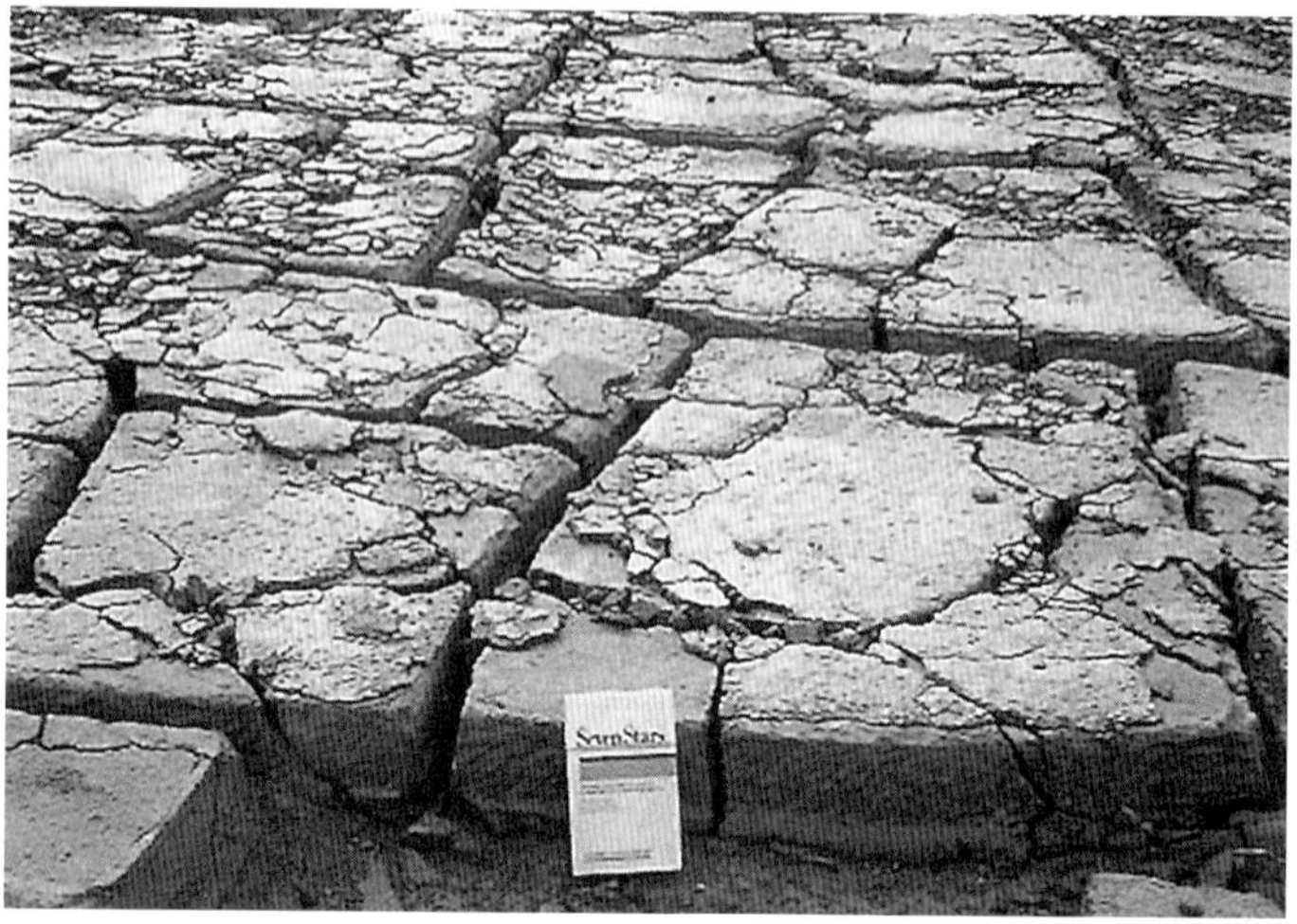

干ばつにより、ひび割れた地表

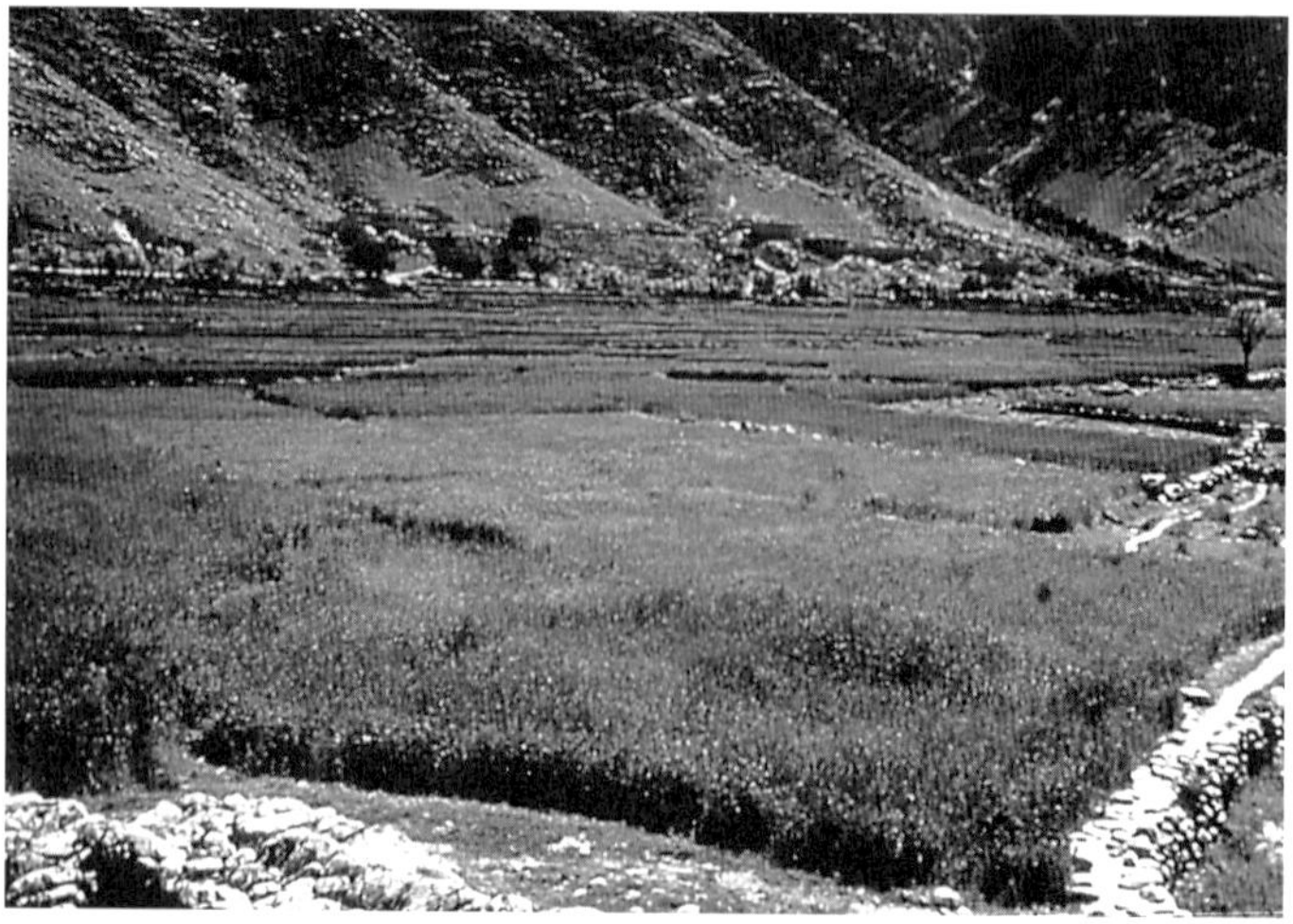

よみがえりつつある農地

かかわっている東部の地域は非常にひどいところが多々ございます。自給率は非常に低いですね。おそらく三十パーセントを割るところが多いと思います。とくに東部と南部ですね。

二年前に中村先生がテレビ番組の中で、インスタントラーメンを先生がご覧になって、「うわあ、これはごちそうですね」といったのがすごく印象に残っていて、いったい普段は何を食べてらっしゃるんだろうと思ったのですが（場内笑）。

その後、同情が集まりまして、現在では食生活は驚くほど改善されております。干ばつ、飢餓対策をしている人が飢餓に陥ることがあっては（笑）、やっぱり問題ですから。

先ほど申し上げた外国のＮＧＯのようにですね、干ばつのさなかにプールを造ったりというようなまねはしませんけれども、せめてインスタントラーメンぐらいは食えるようになりました。どうもありがとうございました（笑）。

活動中にジレンマを感じることはありませんか。

ジレンマに陥りましたが、まだ燃え尽きてはおりません（笑）。いや金さえあれば…と思ったことは何回もあるんですけれどね。これはですね、とりあえず、犬も歩けばではありませんけれども、私はまがりなりにもキリスト教徒でございます。タリバン派のムスリムですかと言われることがよくありますが、一応クリスチャンですから、クリスチャンなりの言葉で語らせていただきます。神は、人間にできないことは決して強制なさらないというのが私の信仰であります。できないなら仕方がない。しかしできることはきちんとする。百円あれば百円だけのことをするし、一億円あれば一億円だけのことをする。今用水路を作っていますが、総工費が二億円なんですね、これは命の基金で寄付を呼びかけたんですが、これも合わせ今、会に十億円の寄付があった。それを使って十億あるなら十億だけのことをするということでやっております。

ジレンマは確かにあります。これはしたいけれどお金が無い、人が来ないなどの悩みでありますが、来たら来ただけでやる。あるいは私自身のキャパシティもあります。体がいくつもあるわけではないですから。でもできることをできる範囲で目いっぱいやれば、ジレンマを感じても燃え尽きはしないというわけですね。

現地の子供たちはどのような生活をしていて、どのような立場にあって、何を必要としているのでしょうか、ボランティアの中には学校を立てようというような活動がありますけれども、そういうことは本当に必要でしょうか。

学校は校舎がなくてもできます。アフガニスタンでどちらかというと一般的なスタイルは青空学級です。ほとんど雨が降りませんから、木陰で先生が黒板というより石板に字を書いて教えるという光景もあちこちで見られます。問題は学校の校舎ではありません。診療所も同じなんですね。私たちの診療所もはじめは農家の軒先を借りて始まった。中身が大事なんですね。

さらに教育というときにいつも思うことですけれども、教育の目的はなにかというと、端的に言って、子供たちが将来食っていけるようにすること。もう一つは、人間的な教養を身につけて人としての善悪を知ること。この二つが大きな目的であろうと思いますが、教育が足りないという見方のなかに、何か勘違いがありはしないかと言いたいんですね。

校舎の問題に象徴されますけれども、アフガニスタンに教育が全く無いかというとそうではない。家の手伝いをすることが、九割以上の農民の子弟にとっては一つの職業教育であるわけです。みんな家の手伝いをしながら農業のやり方を覚えていく。職人は、手伝わせることによって自分の子どもに技術を伝えていく。

　それから、道徳教育ならば毎週金曜日にモスクに行ってコーランの教えを厳しく伝えられる。教育が無い教育が無いというけれども、私は基本的な教育は備わっていると思います。字が書けるか書けないかということだけを教育の指標にするのはもうやめる時期がきたのではないかと思います。日本を見ていて思うんですね。識字率が増えて犯罪が増えるということもあります。

　しかもですね、一般に日本人の考えている教育とは

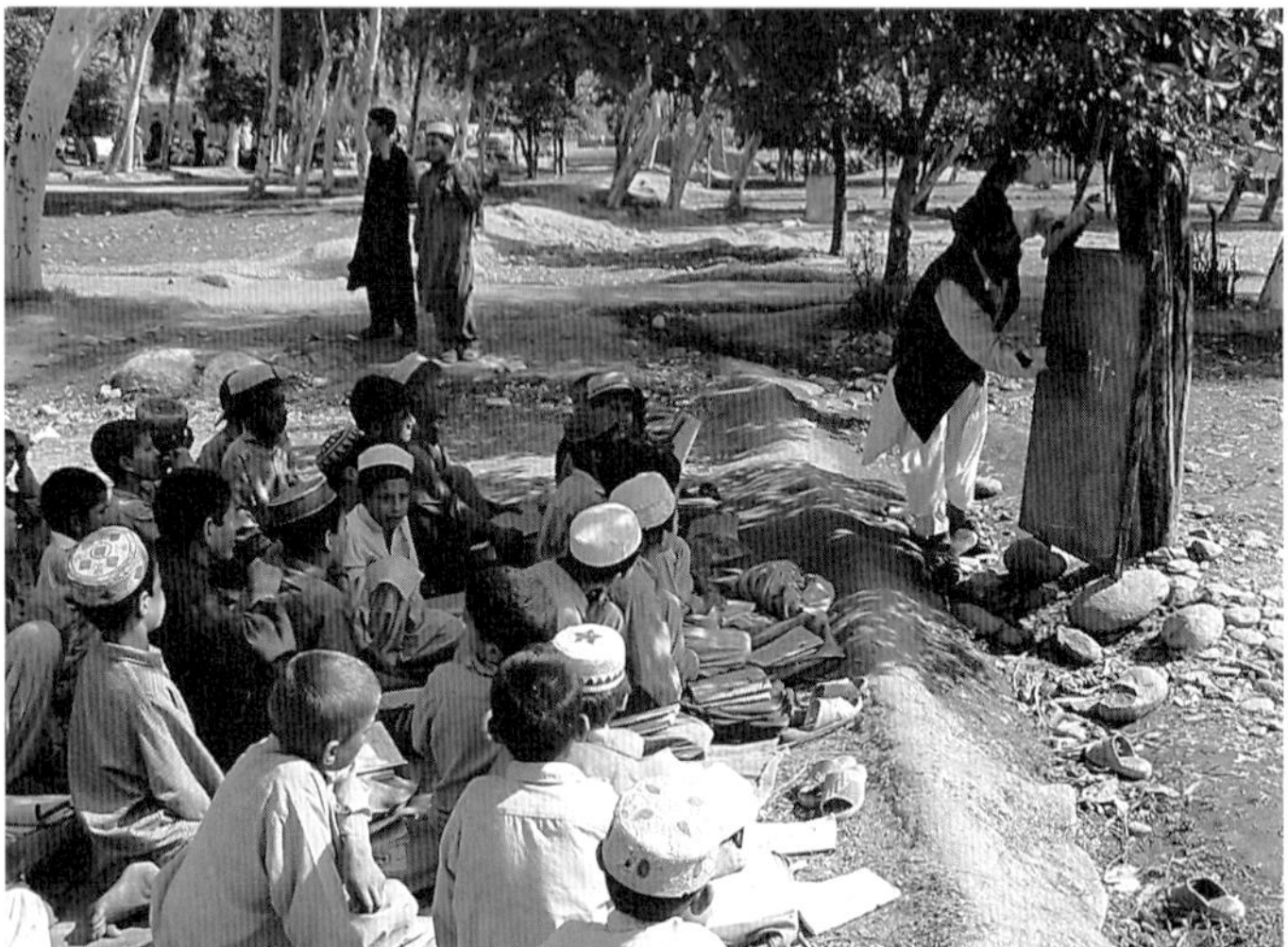
青空教室での授業風景

都市向けの教育であって、現実に日本でも起きましたけれども、教育の結末として、農村が過疎化し農業人口が減って、あんな田舎に帰れるかとみんな出ていってしまった。これは教育の賜物でございます。本当の教育の目的を考えてほしいということを逆に問い返したいと思います。決して現地は無教養ではありません。読み書きのできない詩人もたくさんいます。逆に読み書きができる人でつまらない人はたくさんいます。日本の政治指導者は読み書きができる人ばかりじゃないですか。そういう人が立派な国を作るとは限らない。また、私の祖父は字の読めない人でしたけれども、それなりに立派な仕事をしました。はっきり言いますけれども、私は今の教育については懐疑的であります。日本自身が教育の問題を抱えておって、誰が人の教育にまで口を出すのかというのが私の基本的な意見であります。何が教育なのかということを考えないと、得てして場違いな教育になるということなんですね。

それは、校舎の問題だけではなくて、教育の中身は何かということを、逆に自分たちの教育のあり方を問いなおす必要があるという気がいたします。

厳しい状況のアフガニスタンの子供たちが、いきいきしているのはなぜなのでしょうか。

子どもがいきいきしている原因。これは子どもだけじゃなくて、大人もいきいきしているんですね。ソ連が侵攻して来たときでも、みんないきいきとしていた。非常に活発ですね。なんでだろうかと私も考えることがありますけれど、現地の人でも、ものを持てば持つほど、金を持てば持つほど、一般に顔が暗くなる。そういうことと関係あるんではないかと思います。下

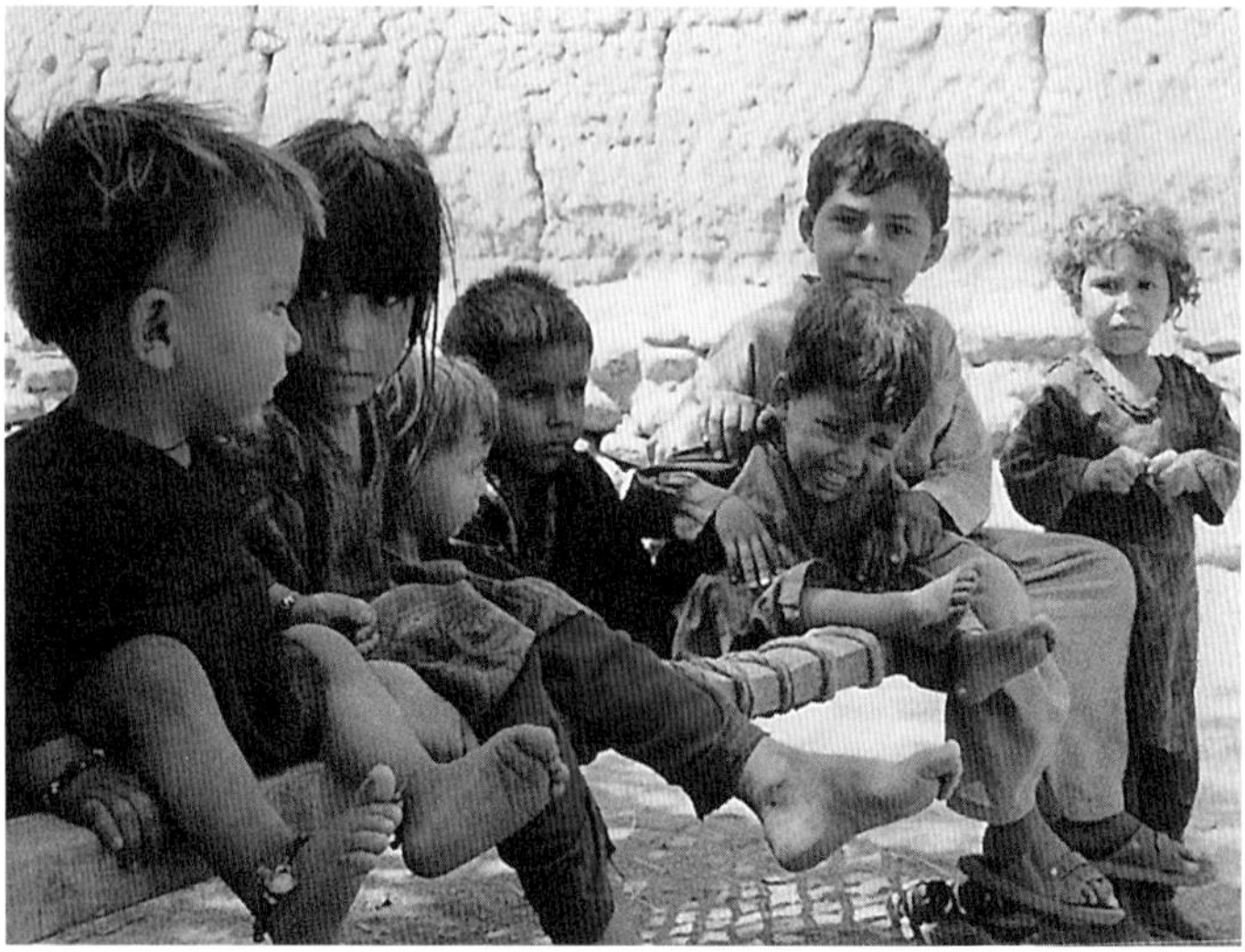

アフガニスタンの子供たち

手にものを持つとそれを失うまいという気持ちが働く。あるいは一旦豊かになって、それから貧乏になるとなかなか人間というのは贅沢から抜けられない癖があって、つい自分のいい生活を守ろうとして暗くなるのではないでしょうか。確かに私も何もなかった学生時代のことを考えると何でもできそうな気がしてました。今は何を言おうにもね「あんたそんなこと言っていると食っていけないよ」とか言われると、やめとこうかという諦念が出てくるわけですね。金を持つと人に取られるんじゃないかと心配し、新しい車を買うと車に傷がつくのが気になる。ぼろ車であればちょっと凹んでも気になりませんけれども。そういう気持ちが人間にはあるのではないかと。日本人全体が豊かになってきたということで、良いことか悪いことかわかりませんけれど、自殺者が激増したというのは事実です。

灌漑用水の建設のときに、堰やため池など、その土地の昔ながらの方法でやるという考え方をお持ちということですが、もう少し具体的に聞きかせていただけますでしょうか。

その質問が出るのを待っておりました。今回実はそれが、特に古い会員の方には訴えたかったことでした。はじめのうちは私も素人で土木のことがわからなかったんでいろいろ調べてまいりました。日本で井堰、ため池もたくさん見ました。日本のコンクリート水路の残骸もたくさん見ました。結局日本は国全体が商業社会になってしまったがために、もとあった小川が下水に変わってしまうという非常に無残な状態になってしまっている。

水路をコンクリートで固めますと、ひびが入ったときに住民自身で補修ができないということがあります。それから生態系のことも詳しくは知りませんけれども、今、ほたるがいなくなって放流するという。さらに毎年放流しないとホタルがいつかない。つまり外観ばかり気にしてそこに息づく環境、生態系を全く考慮していない。これがいわゆる広い意味での近代的な様式なんですね。別に反近代的な思想をもっているわけではありませんけれども、現地の水路を観察してみますと、外国人が作ってあげたと称するコンクリートの水路は、例外はありますけれども、ほとんど無残に崩れておる。数年間は見栄えがよくても、基礎的な工事がうまくできないという技術的な問題もありますが、壊れたときに住民が自分で補修できない。

それで、わたしたちが採用したのは、昔ながらの伝統技術を中心としたやり方です。このほうが住民もメンテナンスが楽です。例えば決壊したときでも土のうを積み上げればいい。水路の水面の幅が五メートルくらいありますけれど

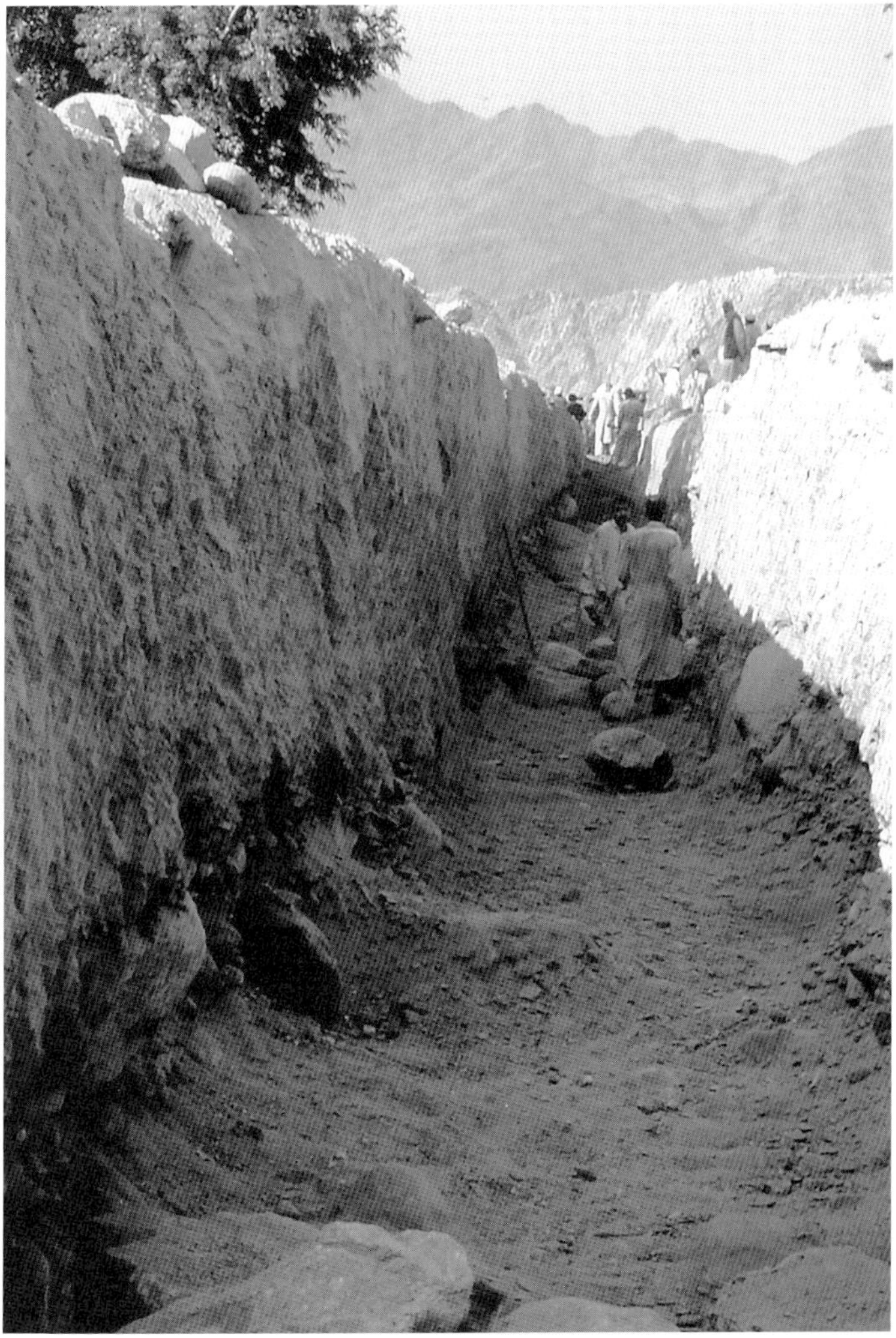

用水路の工事の様子

も、側面の一方は山の岩盤を使って、もう一方は盛り土をして植林をして決壊を防ぐというのが向こうの基本的な様式なんです。つまり、柳の木、桑の木が多いのですが植林をして、それが土の中に根を張ってカゴみたいになって、支えるんでしょうね。その上落葉樹ですから、落ち葉で腐葉土が堆積する。巨大な有機肥料の工場になっているんですね。非常に無駄のないようになっている。壊れたときも土のうを積んで、あと土石をつんで木を植えればいいだけですから、地元の人が維持できる。

さらに、現地は石が非常に豊富というか、もういらないから誰か持っていってくれというようなところで（笑）、石積みの技術はどんなお百姓さんでも知っている。だから現地の農民ほぼすべてが、石組みの芸術家といっていい。こういう人たちの中で仕事をするわけですから、二億円を投じた十六キロメートルの水路も、日本で考えるように、石工がたくさん必要だとかはあまり考えなくていい。そのへんのお百姓にやってくれということでいいんですね。それから、蛇籠《じゃかご》（鉄線で編んだ籠《かご》に石をつめたもの）というものがあります。これも現地に根づいたもので、今、取水口の工事に蛇籠を三千個大量生産しております。それも職人がいるわけじゃない。そのへんのお百姓さんが見よう見まねでだんだん上手になったんですね。

日本の土建屋さんにもいろいろいるでしょうけれども、だいたい一定年限が来ると壊れて、失業しないようになっているらしいですね。そういうことを考えると、おらが村にも見かけが良いこげな近代的なもんができて進歩したかというふうな錯覚はもう止める時期がきたのではないかと思っております。

中村哲医師への質問

中村先生はどういう気持ちでアフガニスタンへ行かれたんですか？　これまでの活動の原動力を教えてください。

それはですね、皆さんがっかりされるかも知れませんけれども、私は特別あそこで働きたいと思って行ったわけではないんですね。山岳会員で現地に行ったのが初めてでして、結構自然と人間が気に入りまして、パキスタンの北のほうに、それから何回か行っているうちに、たまたまある海外医療協力団体からペシャワールに赴任できる医者を探しているけどあんた行けないか、という話がありまして、あそこだったら知ってますから喜んで行きますといって、何年かおったら帰れるというつもりで行ったのが運の尽きといいますか（笑）。さっき死んだらどうするかという質問がありましたが、死ぬかどうかは死んでみないとわからない（笑）。続くかどうかは続いてみないと分からないというのが正直なところじゃないかと思うのですけれども。

ペシャワールというところは、パキスタンもアフガニスタンも退屈しないところなんですね。一つ問題が片付いたと思ったら何か起こっている。それに一生懸命になっていたら、また何か起きてくれる。気付いたら白髪頭になっていた、というのが答えなんですね。

「忍耐と努力を重ねて、ヒューマニティに燃えて戦った」といえばかっこいいですけれど、そんな筋書き通りの人はあまりいない。気に入ったところには長くいる。なんかやっぱり現地の気候と何となくあうところもあったのも、長く続いた理由ではないかと思います。かえって日本にいるとですね、こんなところにいると長生きできないなという気がします。今日も、向こうだったら二日三日かけてたどり着いて、一日かけてお話して次の日ゆっくり帰るということになりますが、日本では朝早く起きて家を出て東京に出てきて、夕方の飛行機に乗って帰ったりする。その合間には働いて、子供は学校にやらなくちゃいけない、向こうの仕事もしなきゃいけない。命が縮む（笑）。だからやはり原動力というのは感覚的に「合っている」ということ。あとイメージが通じるのは、やはり古い日本人の感覚でしょうけれども、「ここで引き下がっちゃ男が頽《すた》る」と言うと、最近は女じゃいけないいんですか？　といわれるんですけれども（笑）そういうのが積もり積もって現在に至っているのではないでしょうか。

先生はアフガニスタンで診療されていますが、危険な地域だけにもしかしたら本当に亡くなる可能性がありますよね。日本の家族の方々は心配していませんか。

家族とは、はじめの七年間は一緒におりましたけれども、現在は日本に帰しております。主には教育の問題があったからです。現地にいるとですね、日本語を忘れてしまう。日本の会話はできるんですが、博多弁しか覚えない（笑）。まともな会話もできなくなってしまう。ということで、それに対してはいろんな考え方がありましょうが、それが家族を帰した主な理由です。

今、私は日本とアフガニスタンを行ったり来たりして、昔世話になった病院

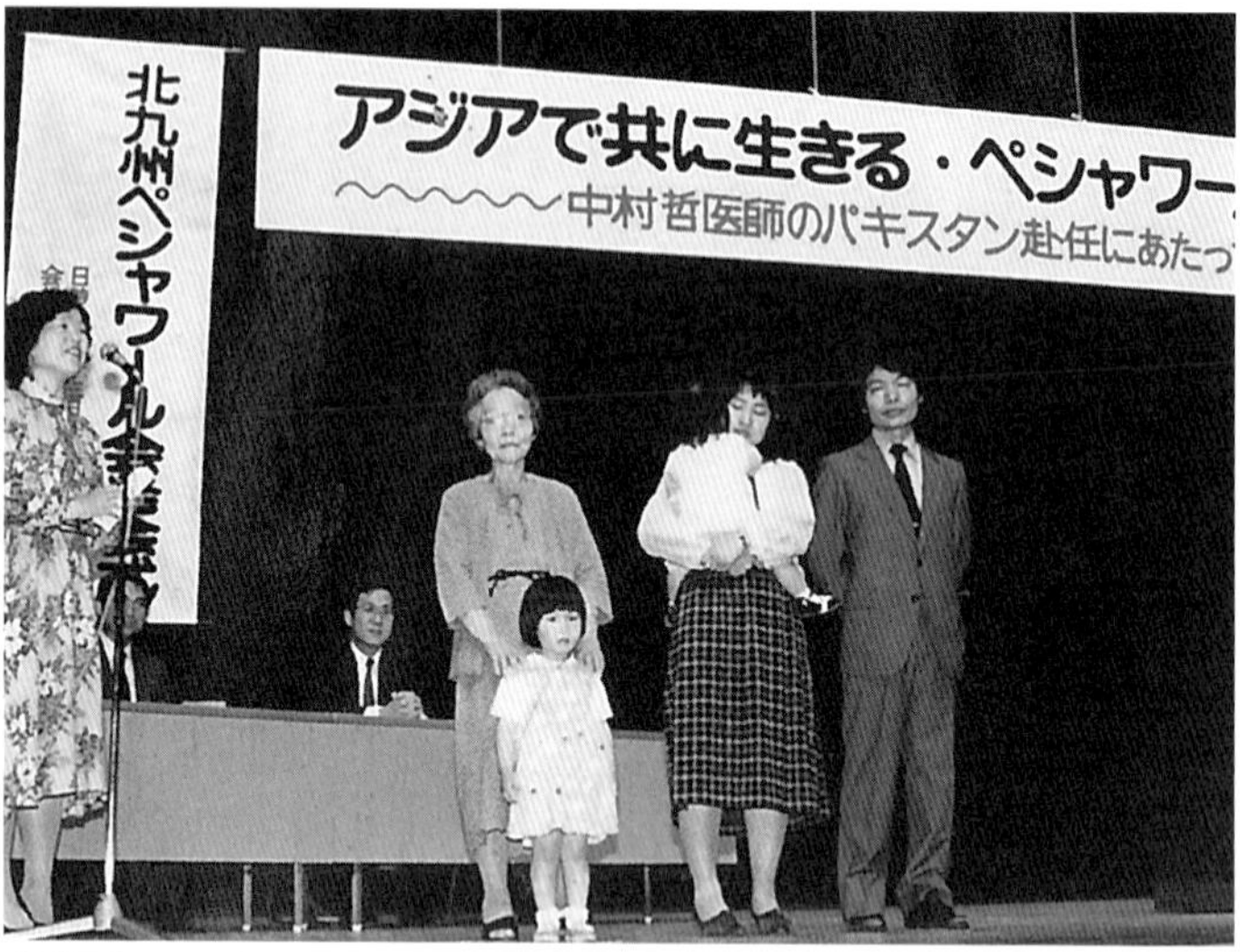

中村医師、二度目の赴任時の壮行会（1984年）

に勤務しながら、自分の食いぶちを稼いでいます。

家族が心配しないかということですが、根本的でいい質問だと思いますが、どこにおっても死ぬ時は死ぬと思っています。むしろ日本にいるほうが危ないなと思うこともあるわけですね。交通事故ですとか。現地のほうが死亡率が高いかというと必ずしもそうではない。少なくとも私に関する限りはですね、だいたいぼーっとしてますから、しかも東京なんか慣れていない。交通事故の可能性が非常に高い。それを考えますと向こうの田舎にいるほうが死なないんじゃないかと。弾が飛んできたり、崖から落ちたりする確率は高いのかもしれませんけれども。それでもやはり家内が心配しますので、保険金だけは殺されない程度に（笑）掛けています。

中村先生の学生時代のことを教えて下さい

学生時代何をしていたというと、いいこともしたし、悪いこともしました（笑）。僕らのころは一九六八年ごろですから、とにかく学園紛争といわれておった時代で、あまり勉強できなかったのを覚えています。

私はお医者さんというのは立派な人ばかりかと思っていたら、なんかつまらない人もたくさんいたので、大学をやめようかと思っていました。そしてしばらく学校やめてたんですね。と

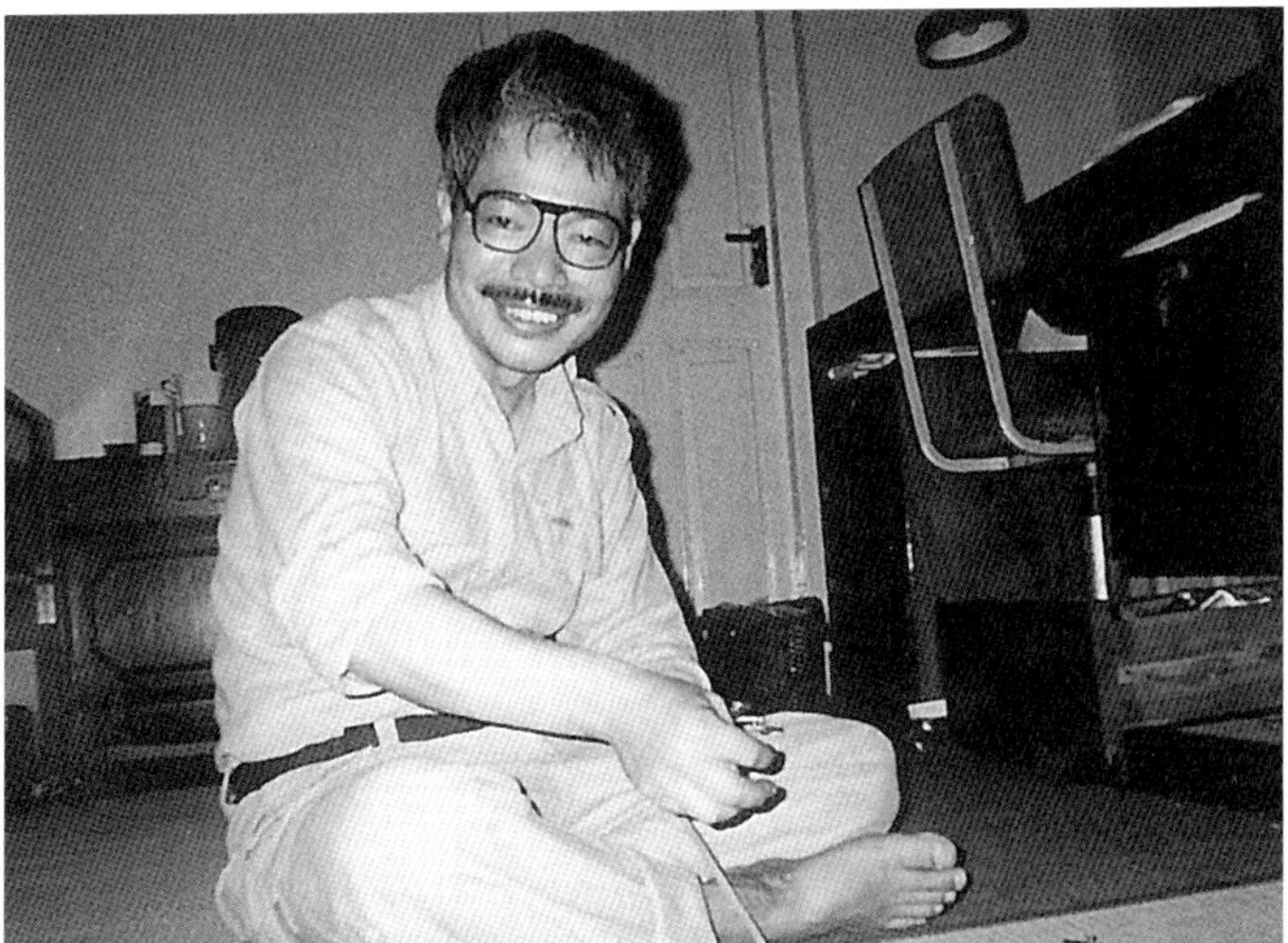

ペシャワールの当時の自宅にて（1990年ごろ）

ころが、戻ってくるとまだ籍があったんで、ほかの仕事よりは面白いということでまあなんとか卒業したんですね。学生時代していたことですが、皆さんとそう変わらないんじゃないかと思います。ただ時期が激しい時期でしたから、おまわりさんと衝突したりとかはあったみたいですね。しかし本質的に青春＝若い人の気持ちというのは変わるものではありません。確かにわれわれのところは場所が場所で荒っぽいところでしたから、切った貼ったという話が多かったですが、それ以外は皆さんと変わらなかったんじゃないかと思います。

世界情勢、政治についての質問

もし先生が日本の安全保障政策について提言するとしたらどのようなことをおっしゃいますか？

安全保障政策といいますと国を守るということですね。これは戦争を防止することが一番で、戦争を防止するために戦争するというのはナンセンスであります。テロリスト、テロリズムを消滅させるために戦争をするというのはあり得ない。報復爆撃そのものが国家的テロリズムだった。どういうことかというと、現在のアフガニスタンでは何千人が空爆で死んだか分からない。ほとんどはふつうの市民。人の命はニューヨークで死んだ犠牲者と変わりません。これは数の問題ではありませんが、誰だって自分の子供が死ねば悲しいものです。これはアメリカ人の子供が死のうと、日本人の子供が死のうと、アフガン人の子供が死のうと同じ。そういう想像力があまりにも足りない。あの空爆で死んだ三千数百名の空爆の犠牲者。そのなかには、子供、女性がいっぱいいるんです。その親たちはどう思っているか。おそらく私が自分の子供を人から殺されたということになれば、当然現地では復讐が掟でありますからこの仕返しをしてやろうという気になりますね。いわゆる彼らがいうテロ戦争によって、何万倍のテロリストを生み出したといえます。

問題は何をするかという設定だけではなくて、何をしたらいけないかということも考えること。まず人の命を大切にする。これが人間として最低限一致できることです。それを空想論だと決めつけ、外交的に具体的に反映できないという妙な現実論が出ている。しかし実際にアフガニスタンで起きたことは絶対に日本で起きます。これは確信しています。今の国防は、あいつらは威嚇しないとだめなんだ。アメリカの方式に乗っ取って日本は何となくアメリカについていかないと、自分の国も経済復興もできない、ということでずるずる引きずり込まれている。これはハッキリいいますが、日本の破滅への行進です。といえば笑う人もいますが、このテロ戦争への参加によって、日本は必ずアメリカと一緒にターゲットになる。あの親日的なアフガニスタンで私が戻ってくる三週間前、イラク攻撃に反対してのデモが近くの町であった。そのとき星条旗とイギリスの旗と日の丸の旗が仲良く焼かれた。これはまず今までのアフガニスタンでは考えられなかった。さらに「アメリカおよびその協力者に対し、われわれは報復する」ということがはっきり述べられた。敵でなかった人を敵にしてしまった。

これは大した考えもなしに、アフガニスタンの実情を知らない政府が決めたことであります。今の政府は国賊であると言いたい。国民の命を守るのか、目先の経済を守るのか、皆が真剣に考えなくちゃいけないことなんだ。皆さんが命より財産を守りたいと思うなら、積極的にアメリカと仲良くしていくべきです。そしてそのためにいつもテロに怯えながら暮らしていくのがいいのか、ちょっと金はないけれども平和に暮らしていくのがいいのか、その選択が今迫られている。

若い人もおられるのでいいますけれども、今大人たちがやっていることは、全く事実無根のことばっかり。それを信じているときみたち自身に将来良くないことが起きてくるでしょう。今起きていることの尻拭いをするのは、君たちが中堅になった頃ですから、今大人がやっていることを鵜呑みにしては大変なことになる。単に髪を金髪にするだとか茶色にするだとかいう小さなことではなくて、この自分たちの生命、暮らしをどのようにして守るかは自分自身で考えていかなければならない。これが国防の基礎なのです。日本国民の生命を守るということを考えれば、他に方法はたくさんある。それにまずはしてはいけないことから考える。そういうけれどもアメリカについて行かないと食っていけない、という人がいるかも知れない。食っていけないなら食っていけないでいいじゃないかという態度がどうしてとれないのか。人殺ししてまで食っていきたいのかといいたい。たかが石油のために国民の命を犠牲するようなことの愚かさは、既にに六十年前に実証済みだ。あの当時アメリカの石油禁輸政策を受けて、太平洋戦争が起きた、その経過に非常によく似ている。

私のいうことも極端なところがあるかもしれないけれども、今常識として大人が持っていること、これを崩さないと必ず先で破滅が待っている。だから自分の頭で考えて、まず一見もっともらしい「大人の現実論」を信用しないこと、それから何が正しいか正しくないかを見極める。

これは上から下まで考えなきゃいけないことなのですが、この話をすると血圧が上がるのでこの辺りでよろしいでしょうか。

それから先ほどいいましたように、新聞で発表されたことに振り回されてはいけない。アフガニスタンで今何が起こっているのか、日本占領をモデルにすると言っていますが、日本国民として屈辱を感じないかと言いたい。戦後の復興は何もアメリカが占領したから復興したのではなくて、あれは日本人が勤勉だからできた。そのことを何か自分たちのおかげで日本人はここまで成長してきたのだ、というような思い上がりを感じざるを得ない。私は決して反米主義者ではありませんけれども、一連のこの一、二年間の動きを見ておるとどうもブッシュはまともな精神状態とは思えない。繰り返しますが、こんな情報に振り回されてはいけない。「アフガニスタンの成功例」と彼らは言っていますが、これが誰にとっての成功例かわかりませんけれども、これは恐るべき結末になるでしょう。大多数の反米的な動き。その声が届かない反米的な民衆とおべっかを使う一握りの権力者。この構図が中近東あたりに定着している。アフガニスタンしかり、パキスタンしかりです。このまま進みますと、この戦争によってテロリストが何万倍も生み出されたわけですから、今後ますます動揺した情勢が続くでしょう。これはイラクの復興というよりも日本の出直しを考えたほうが私はいいのではないかと思います。

私はタリバン政権が悪、北部同盟が善と思っていましたが実際は逆だったという話を聞き、報道だけでは真実はわからないのだと思いました。多くの人が真実を知るために新聞のコラムのようなものに先生のお話を発表することはできないのでしょうか。

私はなにが絶対的に良いということではなく、事実を述べたいのです。しかし、そういうと「タリバンが一番良くて他が悪いのか」と、とられてしまって心外でした。タリバン時代、戦闘地はもちろん例外ですが、あれだけ治まっていた状態、国土の九割が安定した状態というのは、過去アフガニスタンにはなかった。もちろんそのなかで行き過ぎの政策はあったでしょうけれども私が見た中では、東部、南部、カーブルにいたるまで、あれほど人々が平和な時期を送ったことはなかった。どんな政権でも一つの秩序は秩序であります。

コラムなどで発表できないかということですけどね。日本全体が西側のメディアに偏って見ていた時期でありまして。あのころ非難されていたタリバン像というのはごく普通のアフガン人だった。タリバンや反タリバンを問わずに普通の農村の慣習法を、西側が女性蔑視だとかいろいろ批評していたわけですね。しかしたとえ蔑視であっても「爆撃で人殺しをしてまで変えなくちゃいけないものなのか」というのが素朴な疑問でした。やっと現場に着いた記者がそのことに気付き始めたころには遅すぎて事は終わっていた、というのがだいたい今までのパターンで、たとえ事実を送りましても東京のデスクのレベルで選択されてしまう。九十パーセントの事実が、東京の方では一パーセントの事実も事実だとして、等価に見られるんですね。私がタリバンについて意見をいいますと、中にはこういう意見もありますと報道される。歯がゆかったですね、何言ってんだと。仮に外国人が熊本に来て、熊本城に行って日本の建物はお城ばっかりだと言うようなものです。熊本市内でさえ良く見れば普通の民家もある。それと似たようなもので、日本全体がかくも見事に嘘で固めた情報に動かされたというのは紛れもない事実です。私はたまたまそこにおったので分かったけれども、これがもとで戦争が起きたり、あるいはよその国に恨まれて、血生臭い、きな臭いことになったら大変なことです。恐ろしいと思いました。

アルカイダとの関係からタリバンは良くないと思っていたのですが、タリバン政権とアルカイダの関係はどういうものなのでしょうか。

アルカイダとタリバンの関係は、かつてアメリカ政府がパキスタン軍部と共謀というか共同して育成してきたという事実があります。タリバン政権としては、はじめの極度に厳格な律法主義から一転して、軟化していったというのが事実でしたが、アルカイダとタリバンを一体化させたのは、むしろ外国の圧力であるといっておよそ間違いない。タリバンはいろんな意味で原理主義的というよりは、国粋的な政権で、アフガンの慣習法を徹底した。例えば女性にブルカを強制した。これは実は九十九パーセントの人は強制されているのではなくて、自発的に着ていたのです。例えるならば、日本人に一日にいっぺんはみそ汁をすすれというようなものでしょう。あるいは洋服を禁止して和服にするだとか。いわば国粋的な政権に近かった。この点では、反タリバンも同じでマスードもそうですね。どちらかといえば原理主義者というよりもアフガン国粋主義者であって、必ずしもアルカイダとは結びつかなかった。これを可能にしたのは、外国勢力の力、とくにアメリカの力。はじめは援助してあとで圧力をかける、そしてますます離れられなくなる、というのが実態ではなかったかと思います。

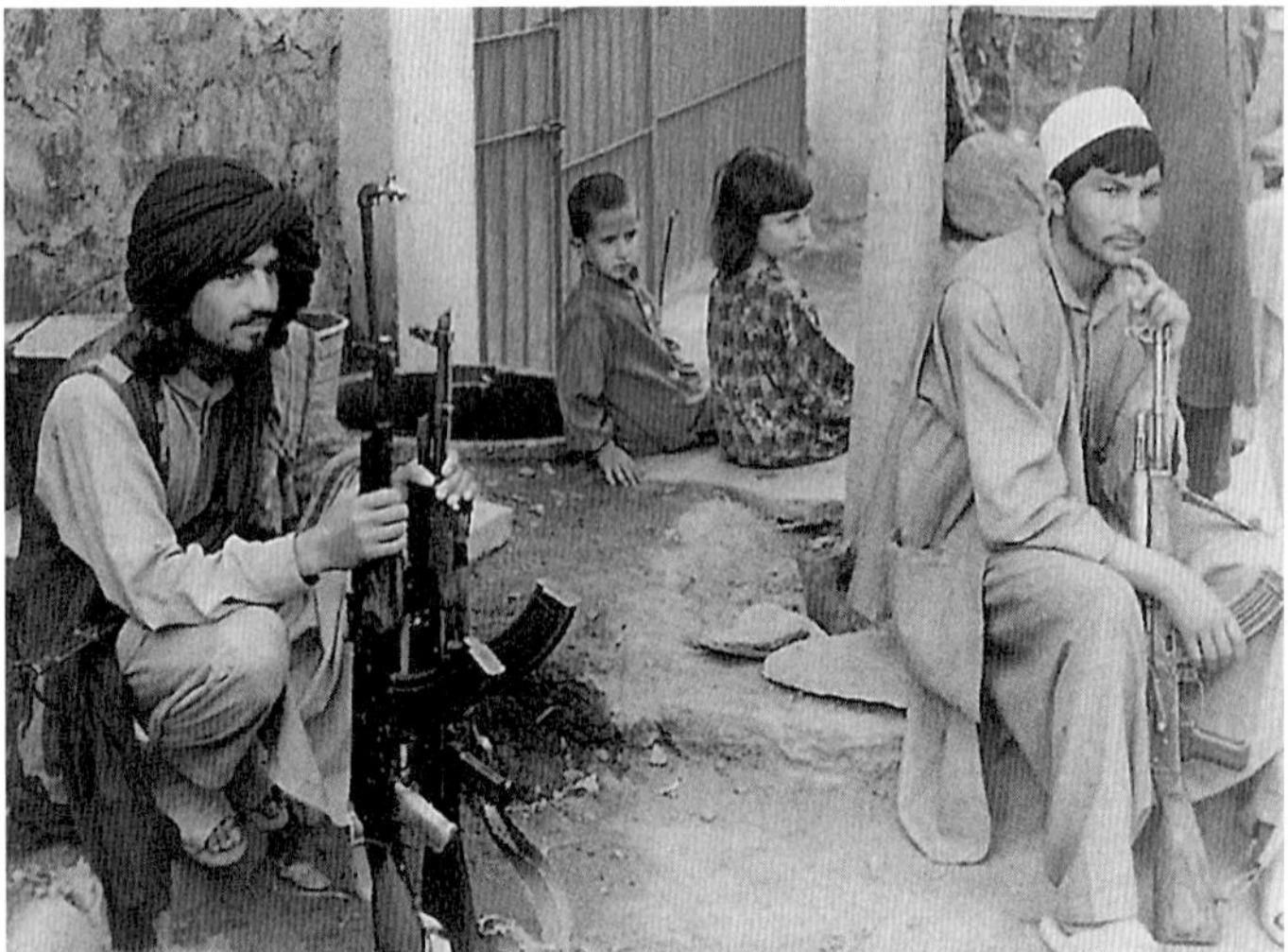

診療所を訪れたタリバン兵士

「復興支援後もイラク情勢がさらに悪化するだろう」との発言の理由を教えて下さい。またイラクを良くする方法を教えて下さい。

イラクが今後悪くなるという話ですが、これは間違いなく悪くなるでしょう。フセインという人はどうも善人といえる人じゃなかったようですが、フセインも嫌だけどアメリカはもっと嫌だというのが一般的な感覚でありましょう。イラクに行ったことはないのですが、アフガン人の感覚を例にとれば、タリバンは好きじゃないけれどもアメリカはもっと嫌いだという人もおります。「アフガニスタンの成功例をにならってイラクを攻撃する」はっきりブッシュはそういった。一つの秩序があって、その国家がまがりなりにも回っておる。それを打ち壊すことがどんな結果もたらすのかをアメリカが知っていてイラクを攻撃したとするならば恐ろしいことです。

アフガニスタンは私が二十年いる中で最も悪い状態です。治安は乱れる、飢饉はひどくなる、大統領は米軍に囲まれてカーブルを出てこない。こんな状態が長く続くわけがない。日本人の記憶はおそらく去年の今頃の明るいアフガン復興の話題で途切れている。その後どうなったかという情報はほとんど無いと思いますが、私が見た中でかつてなく悪くなっております。これははっきり申し上げます。米軍が引き上げると、現政権は一日ともたないだろうと皆が言っております。大っぴらに述べれば米軍に殺されますから、だまっていますけれども、みんな心のなかでは思っております。これがなかなか伝わらないというのが現実であります。さらにカーブルはともかく、少なくとも農村地帯では米軍が安全に地上を歩くことは、ほぼできなくなっております。全部空中輸送です。車が故障してもヘリコプターで運ぶ。たまに地上を歩くと地雷でやられたり、狙撃されるという状態で基地の中に引きこもりがちです。とてもこの状態では長続きしない。しかもタリバンを潰すために反タリバンの軍閥に金と武器を準備した。この軍閥が治安を乱す原因になっている。今の政権を本当に助けようと思うならこういう軍閥を潰すべきですが、軍閥の背後には米軍がおるので潰せない。つまりアメリカがいるとますます悪くなるし、いないと今の政権はつぶれるという仕組みになっております。もしアメリカがアフガニスタンの成功例にしたがってイラクを攻撃したとするならば、似た経過をたどるだろうと思います。

イラクの復興に今度自衛隊が派遣されることになりましたけれども、今後どのような事態になると先生は思われますか。

あれほど対日感情が良かったアフガニスタンで日の丸の旗が焼かれたというのが大変象徴的ではないかと思います。付け加えますと、一つの国が軍隊（自衛隊）を動かすというのは大変なことなのです。それが怪しげな情報に左右されて動かされる、こんな漫画みたいなことがあるんだろうかというようなことが現実に起こっている。そのことが非常に怖い。

イラク、アフガニスタンを通して、急速に日本がテロリストの対象になって来るのは言うまでもないことです。そのことを日本人は知っているのか、米英に無条件に媚びる、無知な政治家は知っているのか、と言いたい。日本は確実に危なくなります。これを知ったうえで意思決定をすべきだと思います。

それでどうすればいいかということですが、どうもこうもできないじゃないかという諦めも広がっております。しかし、私たちとしては、何よりもまず平和の基礎である「生きる」ことを尊ぶ上で協力できることがたくさんあるじゃないかと、水路を作り、干ばつ対策に取り組んでいる。これも地球温暖化という、私たち先進国が作っては壊し、壊しては作りという循環のなかで生まれた現象がもとにあります。大げさにいうと人類的な課題といいますか、そういう人間として一致できる点で人々との信頼関係を築いていくことができると思うんです。弱い者にこぶしを振り上げて自分の利益を守るというのは、人として下品な行為だと思います。

インタビュー：中村哲医師から
若き医者へのメッセージ

無鉄砲に生きてもいいじゃないか

聞き手・写真／羊土社編集部　一戸裕子

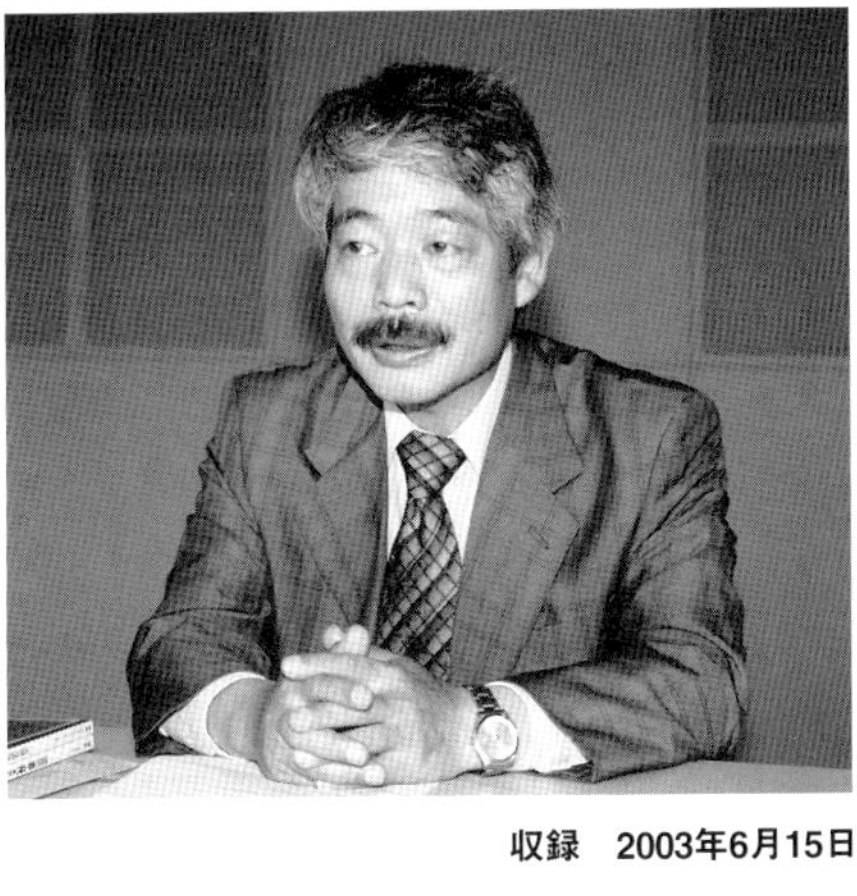

収録　2003年6月15日

国際医療ボランティアに参加するには?

――来たい人は来てください

編集部　私どもではこれまで医学や科学の書籍をたくさん出版してきました。その中でいろいろな医師と接してきましたが、医者の道を志す人たちは理想を抱いていると感じています。阪神大震災のときにボランティア活動をしたという若手の医師もいましたが、国際医療に貢献したいという声をよく聞きます。ただ、どのようにしたら参加できるのか、どのような団体があるのかわからない人が多いようです。本日は、パキスタンやアフガニスタンで積極的な医療ボランティア活動を実践してこられた中村先生に、後進の医師へのアドバイスもこめたお話をいろいろお聞きしたいと存じております。

じつは私も先日、中村先生が現地代表をされて

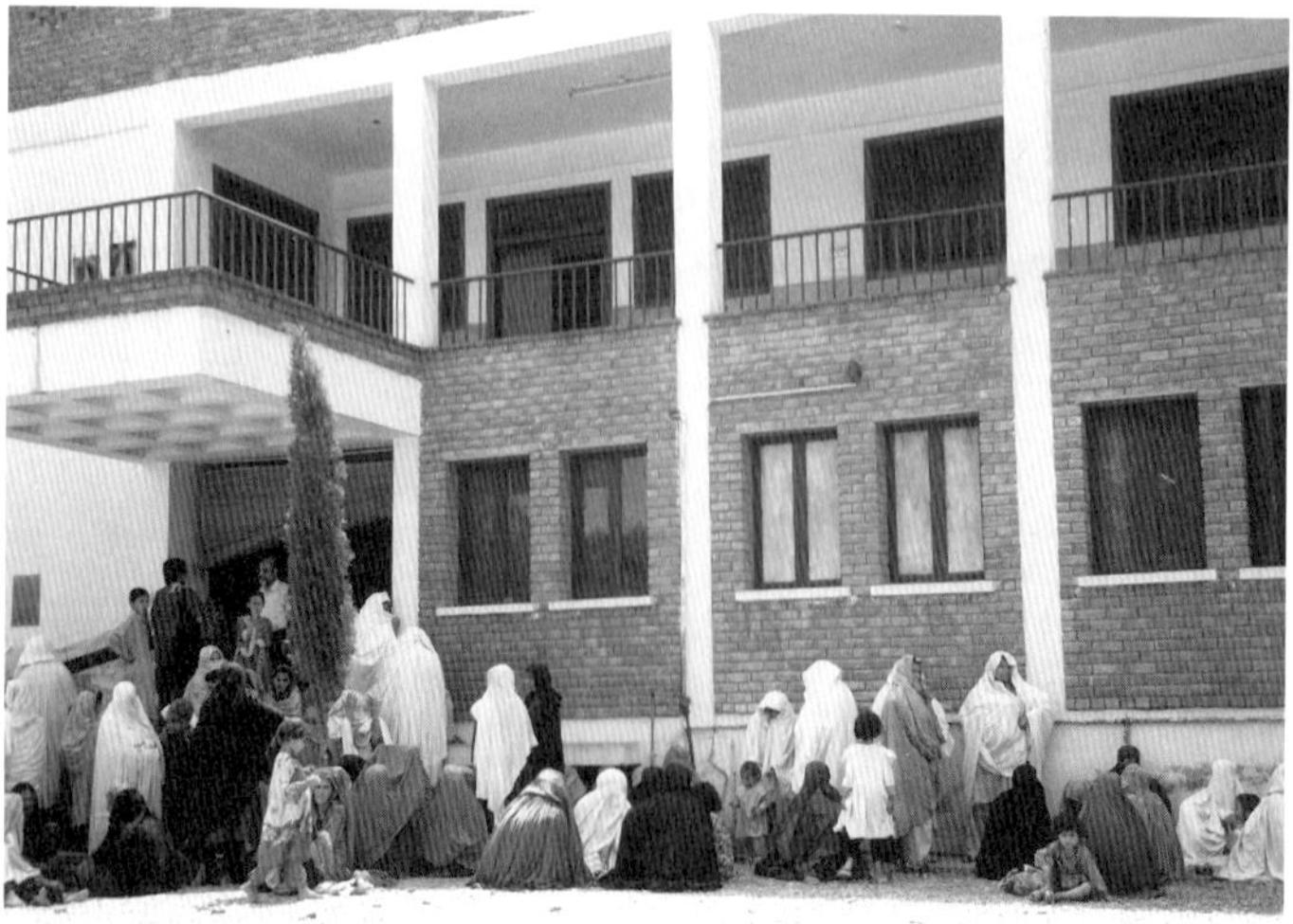

PMS基地病院を訪れる患者たち

いるパキスタンのペシャワールにあるＰＭＳ基地病院を訪問したのですが、現地では、三年ほど前からスタディツアーというものを始められたそうですね。一週間の滞在から可能とのことですが。

中村　そうですね。まずきっかけが肝心なんだと思いまして、きっかけ作りにスタディツアーというのを設定したわけです。最初はスタディツアーという名前ではなかったですが、まず現地を見に行ってください、ということを奨励していました。ただ、現地に実際行って、その後参加を決めたという人はほとんどいなかったですね。国際医療をやりたいと言って連絡を取り合ってきた医者が、実際に現地に行って長く続いたという例はほとんどないんですよ。むしろ、私みたいなものでもいいでしょうか、というのでひょろりと現れて、そしてそのまま居着いてしまうというパターンが多かったですね。

立派な信念などもたなくても逃避的に現地に行こうが欲をもって行こうが、とにかく現地で役立ってくれればそれでいい。うちの場合は動機は問わず結果を重視します。ボランティアと言えば見かけは良いですが、医療関係者の場合はとくに、期待したことと結果とがあまりに違うという現実がありました。来たい人は来て気に入ればいてほしいというのが、われわれの基本的考えです。

しかし、だからといって現地のスタディツアーに行くことが無駄かというとそうでもなくて、結局その後、現地に行かなかったけれども日本で結構役に立ったということもあるので、あながち無駄でもないと思います。

ボランティア参加をためらわせる理由
――無鉄砲な人が少なくなっている！

編集部　実際に国際医療ボランティアに参加する

医者の場合、帰ってきてまた同じ病院や職場に戻れるかどうかという、帰国後の受け入れの問題や現地での生活面など、いろいろ心配になることが多いと思いますが、その点はいかがでしょうか。

中村　結局、来れないとか続かなくなる理由というのが、その点なんです。日本でまた職が得られるだろうか、そして家庭の安泰、これが主な理由です。

無鉄砲な人が少なくなっているんですね、良い悪いは別に。現地に骨を埋めてしまうと、医療の進歩に取り残されるといった脅迫的な考えから抜けきれていない。現地で求められる医療は、レベルが低いというよりは、感染症を中心とした単純な医療が多いんです。単純だから簡単かというとそうでもない。現地なりの技術が必要なわけです。ただそれが日本にもって帰ったときに役に立たないという現実がある。それで、その先どうやって食っていったらいいだろうかという不安でたいていの人は辞めていく。だったら食えるように保証をしてやればいいじゃないかと思いますが、これはペシャワール会のような小さな会にとりましては大変なことです。お医者さん一人食わすにはお金がかかるんです。

現地給与はやはり現地並

――日本の医者は高給すぎる

編集部　お給料は現地並ですか。

中村　ワーカーはみんな同じですね。現地給で五千ルピー（日本円で一万円）です。もちろん、障害保険とか日本での健康保険に当たるものは払いますけれども、それは医者に限らず全員にそうしています。医者だからといって特別扱いしているわけではありません。

編集部　そうしますと給与面など、日本から行く

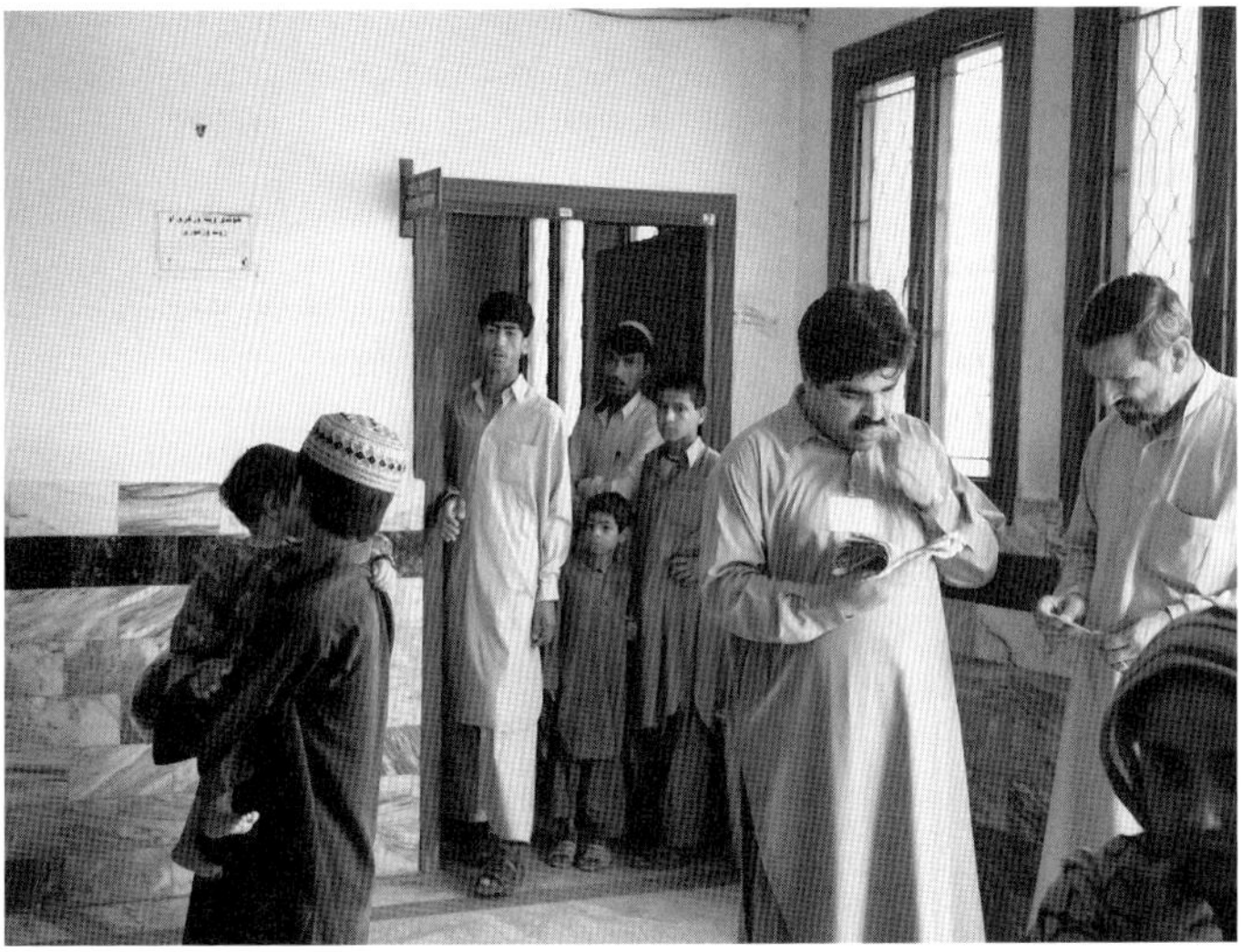

男性待合室の様子

とちょっとギャップがありますが、たとえば家族がいると家族の生活をやはり考えてしまいますね。

中村　それは、医者に限らず、みんな、結婚してても してなくても考えるんですね。してない人は親のことが気になったり兄弟のことが気になります。お医者さんの場合には、生活水準に対する要求度が一般の人に比べ高すぎて、財政的に追いつけないという事実もあります。はっきり言って、医者という階層全体が日本では、高水準の生活をするのが当たり前という通念があり、これがネックになっていると思います。

編集部　それから、実際の医療にどのように携わることができるのかということですが、アメリカでしたら日本の医師はアメリカの医師免許がなければ医療行為ができないということがありますが、パキスタンやアフガニスタンでは日本の医師がそのまま医療行為を行うことは差し支えないのでしょうか。

中村　できます。医学部を卒業した医学士であればだいたい現地の医師免許と等価と見なされます。

編集部　いまPMS基地病院には三名の日本人医師がおられますが、そのほかの現地の医師スタッフは医師の資格がある方がやっているのでしょうか、あるいは病院で訓練したのでしょうか。

中村　医師は全員、医学部を卒業しています。ほかの看護師については病院の方でトレーニングしています。

現地の医療事情

——この程度の検査で九割の診断ができる

編集部　いまペシャワール会では、パキスタンとアフガニスタンを合せて四つの診療所を開かれているということですが、設備の整わない現地での医療は日本とは異なっていろいろ大変なことと思います。現場で実際なさっている医療や検査などを具体的に教えてください。

中村　検査は、単純レントゲン撮影と血球、血液検査一般、CBC（complete blood counts）というやつですね。それから血沈、CRP（C反応性タンパク）、そしてペシャワールのPMS基地病院ではエコーと内視鏡があります。それと顕微鏡による原虫や細菌検査。たとえばマラリア診断などは顕微鏡なしには診断できません。それから、菌染色、たとえば結核菌の染色などですね。その程度はできます。あとは、グラム染色ですね。細菌学に関する検査が非常に多いです。

編集部　病気としては感染症が多いために、だいたい今あげていただいたような検査ができればある程度わかるということでしょうか。

中村　そうですね。ただこれらは設備の整ったペ

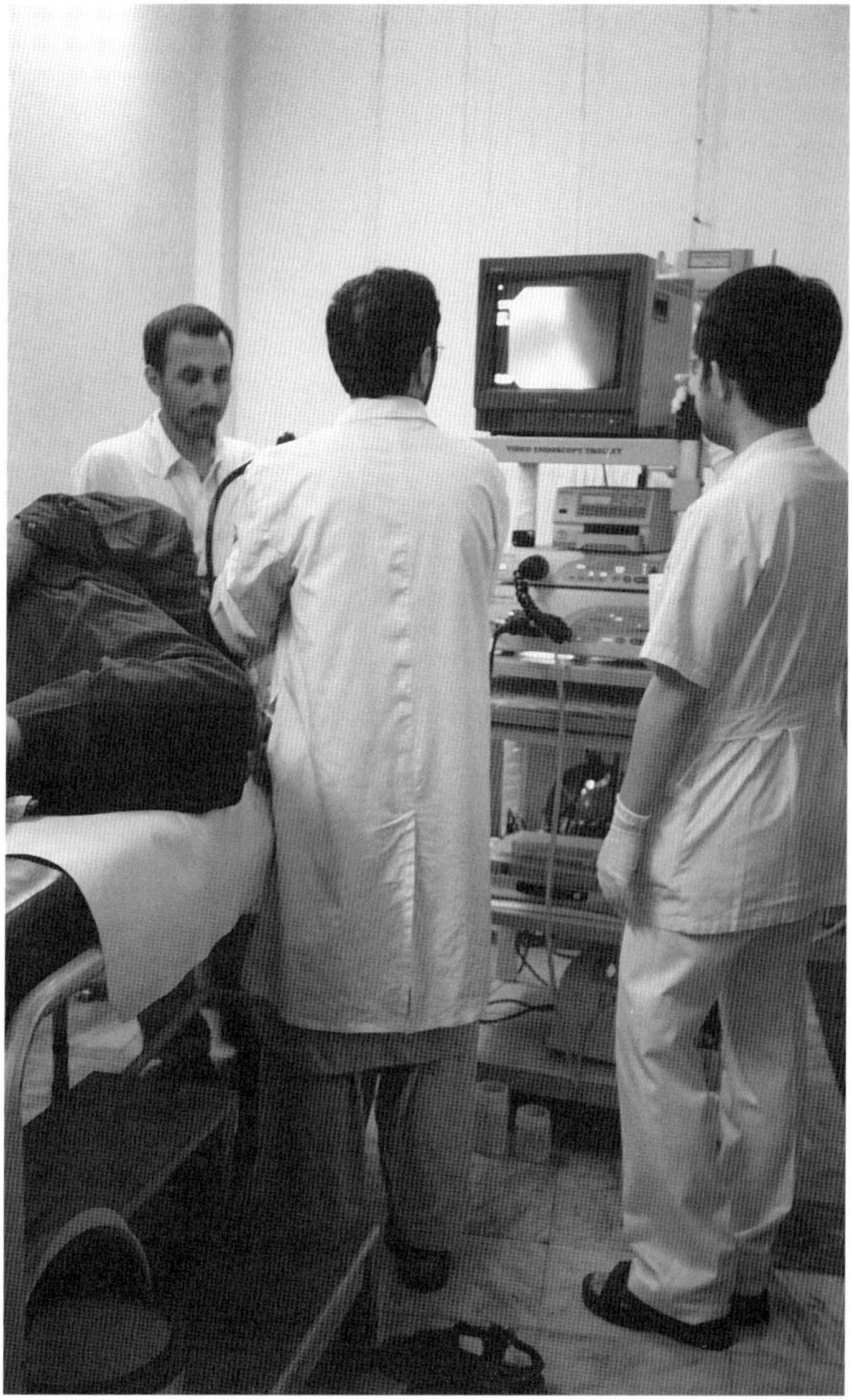

PMS基地病院における内視鏡検査

シャワールにあるＰＭＳ基地病院のことで、さらに奥地の診療所の場合、これだけのことはできません。最低限、顕微鏡を中心にした検査と一般血液検査。この程度の検査でだいたい九割以上は診断がつきます。

あまりに過剰な日本の医療
——要らない検査、効かない薬…

編集部　それだけで九割もわかるわけですか。ずいぶんいろいろな機器を使って検査をしている日本の検査に対しての、先生のお考えをお聞きしたい気がします。

中村　いらない検査が多いですね。というのは検査がセットになってしまって、確かにスクリーニングとしてはいいんでしょうけれども、病気の診断のためだけならそんなにしなくてもという検査が多い。もちろん診断の精度が上がったり、見つかりにくい病気が見つかったりということもありますけれども、日本の場合は一般に過剰検査だと思います。また、妙な風潮があってですね、そういう検査をしないと学会で発表できないとか、後で訴えられるとか、ちょっと本末転倒なところがありますね。研究とか学会発表、医療訴訟が先にあって次に患者の診療がある、その逆ではない、という現実も、パキスタンやアフガンの現地に行けばわかると思います。

編集部　薬についても同じようなことが言えると思われますか。

中村　そうですね、だいたい効かない薬が少なくないですね。私は脳がもともと専門ですけれども、血栓防止剤だとか、あまり効きませんね。それより水飲んだほうが早いわけですね（笑）。脳代謝賦活剤を頭が良くなるという触れ込みで出したり、そういう薬も多いですね。もちろん本当に効くなら、われわれが真っ先に飲んでいるところです。

編集部　飲むというのは、ご自分で試されるということでしょうか。

中村　そりゃ、飲んで頭が良くなるんであればね（笑）。いや、日本だと使わないとこんな薬も知らないのかと言われるし、疑わしくても処方を渡しておけば、医者としても安心だということで処方してしまいます。それでどんどん要らない薬が増えてしまう。だから、たとえば鼻が悪い、目が悪い、その上に軽い脳梗塞になったというばあちゃんの場合、耳鼻科に行き、眼科に行き、そして内科に行き、十数種類飲んでいる人も決して珍しくないでしょう。それではどれが大事でどれが大事でないかわからないですよ。薬によっては一日に一回、二回、三回、四回と飲むので、もう仕分けるだけで大変です。

現地でよく使う薬、多い疾患
――抗生物質と鎮痛剤、そして圧倒的に感染症

編集部　そうですね。日本ではそういう現状ですね。こちらの現地の場合、どのような治療薬を使用されますか。

中村　抗生物質です。これは必須です。それと鎮痛剤。この二つで八割以上を占めるのではないでしょうか。あと栄養失調があるのでビタミン剤は使います。ビタミン欠乏症ですね。それでだいたい薬の九割以上じゃないですかね。それから抗マラリア剤なども多く使います

編集部　マラリアは十年前に爆発的に流行ったことがあるとお聞きしましたが、いまの現状をお教えください。

中村　うちの診療施設だけで、年間約数千名は治

療しています。マラリア薬は、予防薬として使っても副作用がありますから、発病してから使った方がいいですね。
編集部　だいたい抗生物質を使われるということですが、全体の患者さんについてお聞きしたいと思います。
中村　感染症が八割、外傷が一割くらいです。

治せないガン、増えているハンセン病

編集部　日本では死因として多いと言われるガンなどはいかがでしょうか。
中村　余り進行してない皮膚ガン程度の手術はできますが、日本のように胃ガンだとか肺ガンだとかになってしまうと、家に帰ってもらうことが多いですね。それから先天性の疾患の人が非常に多いです。筋ジストロフィーだとかいろんな神経疾

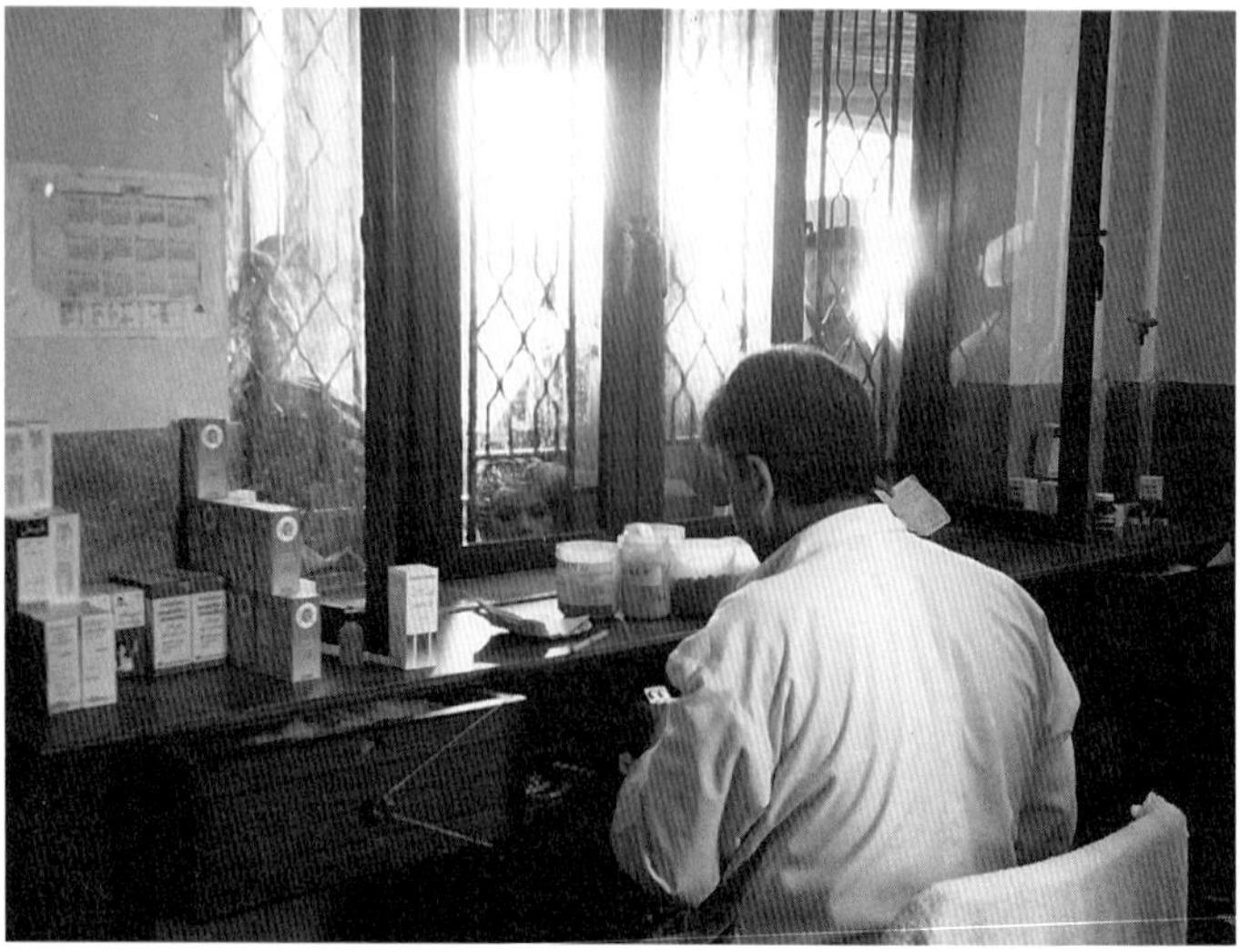

PMS基地病院の薬局

患があります。感染症といわゆる難病、それと外傷、これで九割以上だと思いますね。

編集部　最初、ペシャワール会はらい（ハンセン病）を主に治療されていたとのことですが、現在のらいの現状はいかがでしょうか。

中村　人数としては少ないですね。北西辺境州、パキスタンのペシャワール周辺で登録されているのは約七千名。実数はよく知りません。この一年、たぶん八千名に近づいているんじゃないかと思います。

編集部　増えているというのは、感染が広がっているということでしょうか、あるいは実際に病院に来ることのできる人が増えて把握できるようになったということでしょうか。

中村　いや、むしろ病院に来なくなっている。というのは、らいコントロール計画というのが以前にあったんですが、それが根絶宣言を出してから行政側が関心を示さなくなって、ひどくなってから来る例が多くなっているのです。その上に再発例があります。ペシャワールだけで新患が二百数十名いるそうです。もう一度コントロール計画を始めると、またぱっと増えるでしょう。

編集部　先生としてはこれからも、らいを柱に据えて診療されるお考えですか。

中村　それは変わらないですね。もともとらいが出発点ですから。

われわれができる援助や支援
――物資ではなく、送るならお金で

編集部　私たちができる援助といいますか、ボランティア活動の支援についてお聞きしたいのですが、日本からいろいろ送られるのはかえって困るということをお聞きしました。医薬品を直接送ったりするよりも、お金というかたちの方がいいという声もありますが。

中村　露骨ですが、お金ですね。現地で薬を購入するほうが安くつきます。同じ抗生物質でも、ものによっては約二十分の一の価格です。点滴も重いものを運ぶと大変です。点滴千ccで一キログラムですから、千本送っても一トンになるわけです。そんなことをするよりも、現地で調達すれば点滴も二十分の一程度の値段で手に入るし、日本から送っても量が限られて来るわけです。

編集部　それに、直接送るときにはやはり検閲や検査があるわけですね。

中村　必要な量を送ろうとすれば、ちゃんと通関しなくちゃならない。日本にも薬事法とかがあって、それにのっとって関税をかけるとか、厳しく検査する必要がありますね。日本がやっているわけですから、パキスタンも当然それをやるわけです。

物を直接送る人はそれを忘れていて、助けてあげるんだからいいだろうと、どかんと送られて、大変困るということがあるんです。どこかで役に立てようにも日本語でインディケーションが書いてあってわからない。好意で薬品会社が送ってても輸送費などがかかったり、日本で発注すると高くつくし。逆の立場だったらどうなるかということを考えれば、そう難しいことではないはずです。神戸地震の際にも、スイスから救援隊が来たり外国人がいろいろとやって来ても、その人たちに喜んでもらえるように世話をしなくちゃいけなかったりして、好意はありがたいけど世話が焼けるといいますか（笑）、そういうことが往々にしてあるわけですね。たとえば、医薬品に困っているときにドイツ語で書かれた医薬品がどんどん送られてくる、何が書かれているか使い方がわからない、そういうことを考えてみればわかりやすいですね。

編集部　それはまた、現地の診療の場合にも同じようなことがあるということですね。現地の人に合わせていろんな風習を壊さないようにするのがとても大切なのだと、私もパキスタンの現地に行って感じました。
中村　そうですね。いろんな検査や診断技術を持ち込むことで、かえって罪なことが生まれてきたりもします。知らぬが仏というと語弊がありますが、たとえば早期の胃ガンをみつけてもどうしようもないわけで、あなた助かりますよと言って送れる施設がもしあったとしても、お金が途方もなくかかって、一般の人々は払えない。結局、その人が何年後かに死ぬということがわかるだけの話であって、非常に困るわけです。

長続きする医師、辞めていく医師、参加すらできない医師
——日本に合わない人は来てください

編集部　おそらくこの本を多くの一般の方だけではなく、医師の方にも読んでいただけるのではないかと思っていますが、中村先生は日本の医師に現地に来てほしいと思われますか。
中村　ええ、それはやはりきてほしいですね。日本の医者は、基本的な診断技術をきちんとトレーニングを受けていますので、現地の刺激剤としても、ぜひ、来てほしいです。
編集部　現地へ行った医師のなかには、あまり長く続かない人もいると聞いたのですが、疲れたり、神経を病んで辞められるお医者さんが多いようですね。
中村　そうですね。時間の流れが日本と違いますから。日本ならば救急室でオーダーしたら数分で結果が帰ってくるのに、現地では翌日まで待たなくてはいけないということがざらにあるんですよ。だから、そういう環境の中で張り切れば張り切るほど、イライラがたまったり、日本人同士ならうまく診察ができても現地の人だと言葉が通じ

なかったりします。言葉の問題は、これは大きいです。

考えてみれば言葉の通じる日本でも、病院が変わると勝手が違ったりして慣れるのに半年ぐらいかかるじゃないですか。そのことをどこか忘れていて、医者だからすぐに活躍できると思うのは間違いです。慣れるのに小一年はかかる、それからやっと働ける状態になるものなのに、日本を空けるのが大変なことなので、一年も経つとあせりでつまずくこともあります。

編集部　ボランティア参加を難しくしているのは、日本の側の制度、体制の問題も大きいようですね。

中村　そういう自由度を許さない日本の制度もありますけども、医者自身に、なにか自主規制的な萎縮といいますか、自己規制もあるのではないでしょうか。ある程度、数年の範囲内なら本当は自由に動けるのに、国際医療というと特別なものだという考えが生まれて動きにくくなってしまう。実際はなんでもないことで、日本の離島に行くと思えばいいわけで、その間ちょっと無給で頑張ってみるというだけの話ですが、そのへんの自由度が社会全体にないとともに本人自身が萎縮するという面があるのではないでしょうかね。

編集部　そうかもしれませんね。それから、評価ということもありますね。現地で働いて帰った人を評価することがあってもいいと思います。たとえばアメリカで医学を学んだことは評価されるのに、途上国というかそういう地での経験は評価されないということも聞きます。

中村　評価されたいと思うような人はまず来ないですね。

編集部　そういう人なら来なくてもよろしいですか（笑）。

中村　日本で評価されたい方なら、来なくていいです（笑）。評価など気にせず、好きで来てるだけ、という人がわりと長続きするんです。国際医療だのなんだのと言わずに、患者を診るのが好きだという人が長続きしますね。
編集部　そうですか。患者を診るのが好きとかこの地が好きとか、そういう人がふさわしいのですね。そういえば、中村先生ご自身は、もともと学生時代から登山をされていて山が好きということですね。パキスタンの高峰ティリチ・ミール山を登られて以来パキスタンとの縁ができたとのことですが、風土が好きだからこれまでの活動も続いたということでしょうか。
中村　そうでしょうね。出会いがあってここが気に入った、というのがないと長続きしにくいですね。じつはみんなそういう動機で動いてるんであって、別になにか信念を貫くといった、きれいな表看板とはずいぶん違うものだと思います。人が動く動機というのはね。
編集部　では、信念や使命感というものではなくて、それでもボランティア参加を求めるとすれば、どういう言葉を医師に呼びかけられますか？
中村　まあ、日本が合わない人、患者さんとの本当の触れ合いを求めたいという人がいたら来てください、こういうことでしょうね。

現地の患者と日本の患者に違いはない

編集部　患者さんとのコミュニケーションのことですが、なかなか難しいのではないかと思いますが、いかがでしょう。
中村　患者さんとの呼吸というのがありまして、日本の患者さんのなかにもいろんな患者さんがいるわけで、マニュアルはない。百人患者さんがいれば百様の対応のしかたがある。だから別に向こうの人だから特殊なことというのはない。ただ、日本みたいに保険医療制度はないし金はない。そのなかで現実と妥協というか、妥協というと語弊がありますけれども、一番良くしてあげられることはなにかを判断する。これは、日本の臨床医学でも同じなんですよ。たまたま日本という国に生まれて、そして検査も豊富に受けられる、保険医療もあるというなかでしてあげられることと、そういうものがない状態でしてあげられることというか、大元の判断基準は同じなんです。限られた枠の中で最大限のことをするということですから。たとえば日本でも難病は治しようがないですが、そのなかでもこうしたら有意義な人生が送れるように工夫してやるとか、考えは同じなんですよ。

医師をめざした、表の真相、裏の真相

編集部　お話が変わりますが、中村先生が医学に進まれた動機をお聞きしたいと思います。

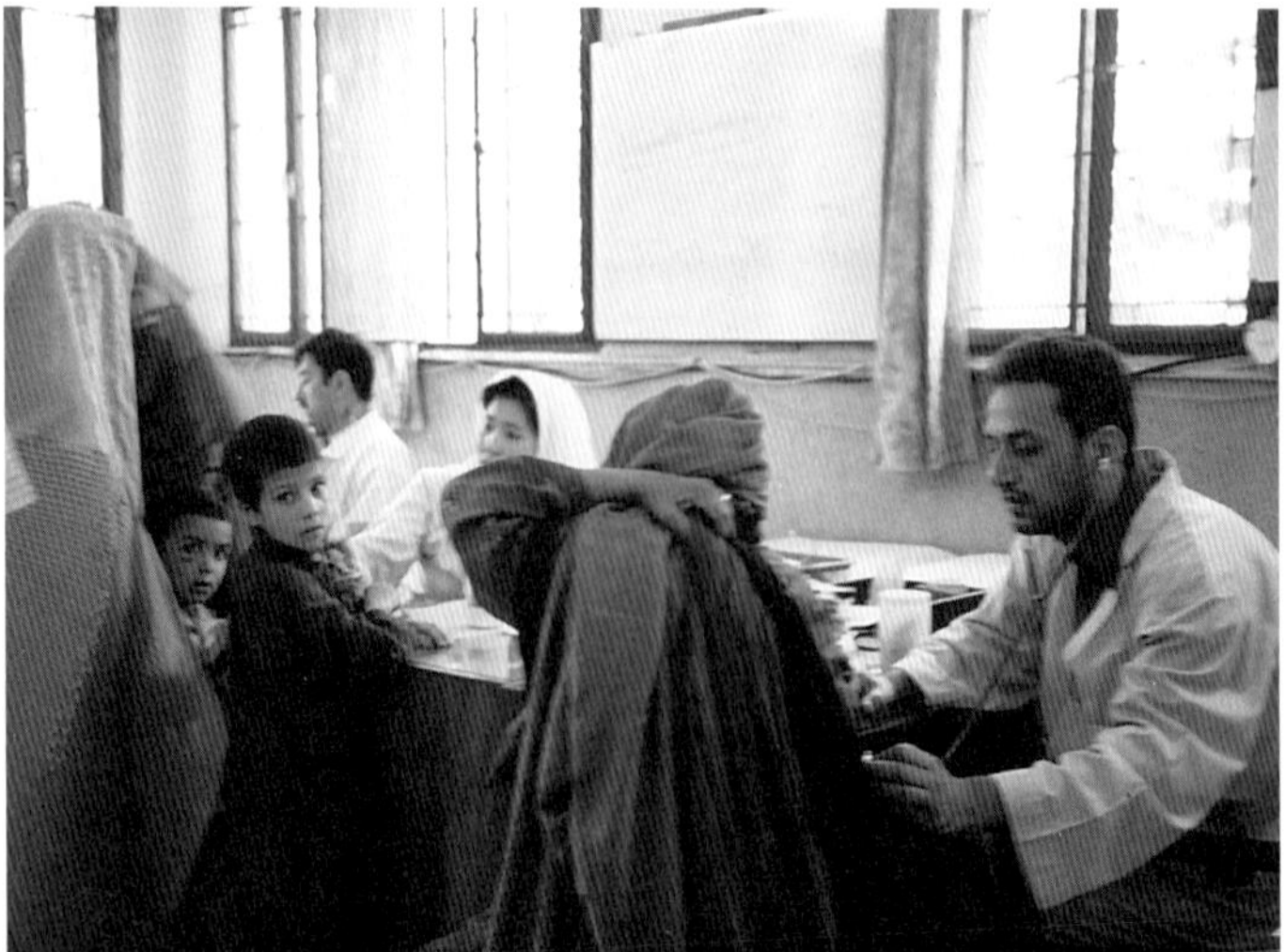

PMS基地病院での診察風景

中村　医学部に行きたいと思ったのは高校のときです。昔は多感な時期は何かしなくちゃという駆り立てるものがあったじゃないですか。あのころ、日本中で無医地区が問題になっていた。日本のお医者さんが僻地に行かない。それで、韓国や台湾のお医者さんが僻地で頑張っているという時代でしたよ。高校のときにそういう問題が叫ばれていて興味をもった、それはまあ、半分は本当ですが、表向きの理由ですけども。

単純な動機で動く人というのは少ないですから、あの当時大学に行かしてもらえる人の方が数が少なかった。立派な動機を言わないと親が承知をしないという事情があった（笑）。とくにうちの父は頑固者でしたから、人様の役に立つことを修めるところが大学であると、堅く信じて疑わなかった。それで、私は農学部の昆虫学科に行きたかったけど、これならおやじを説得できるということで医学部を選んだ、というのも半分の真相ですね。どっちも真相なんですけどね。そんなとこです。

日本での研修医時代のこと
――当直や研修時代の得がたい体験

編集部　それから日本での研修医や医学部生のころの感想や当時の様子をお聞かせいただきたいと思います。

中村　いまよりのんびりしてましたね。僕らが研修医制度の第一号なんですよ。それまでインターンと言ってましたけど、実質的にインターン制度をそのまま引き継ぐ形で始まった。新しいことを覚えるということで、結構面白かったですね。私は、ほとんど精神科でしたが、あの当時は研修医として給与が四万円だけで、それだけでは気の毒だからと、ほかの病院に出してもらったりして研修しました。私の場合は大牟田労災病院へ行ったり、個人的なつてで外科の病院の当直をしたり、そこで金をもらうというよりは技術を修得するということが目的でしたね。

編集部　当直というご経験は、やはり貴重なものでしたでしょうか。

中村　そうですね。とくに精神科があの当時、今は違いますすけれども、ほぼ隔絶された世界だったので、精神病の入院患者についてはほぼ全部の処置を自分たちでしなくてはいけなかった。だから、いろいろなことを勉強できたのではないかと思います。大学医局には残らず、初めから国立肥前療養所に移りました。これは大きな療養所でした。それから、大牟田労災病院に勤務しましたが、ここが一番長かったですね。

ここでは、昔、三池の炭坑爆発があって、一酸化炭素中毒による脳障害の人がかなり入っていました。そこで、神経病学というかいまの神経内科について学びましたが、むしろソーシャルワーカー的な仕事が多かったですね。仕事の半分以上は人間関係の調整といいますか。患者の方も考えてみれば気の毒で、政治家はうま味があるときだけ寄ってきて政治政党の利害があるときだけ関与するけれども、ＣＯ立法（炭坑災害による一酸化炭素中毒症に関する特別措置法）が成立するとあとはもう去っていく。結局、後始末は患者自身か身の回りの人がかぶってやるというのが実態でした。たとえば、障害の等級認定などは、全て医者と患者にしわ寄せがいく。障害の等級が二級と九級では待遇が全然違うわけで、あの当時はさほど障害はないのに言った者勝ちでたくさんもらえたり、そういうのを知らずにひとりで悩んでいたり、いろんなケースがありました。われわれの役目は、単に障害が重いか軽いかというマニュアルをあてはめるのではなく、境界域のあいまいな例も沢山あるわけで、筆先一つで九級が二級になるわけですから、気を遣いました。その人の生活程度なども充分考慮し、その状態に応じてサジかげんをするという仕事が多かったのです。そのために労働組合からつきあげられたり、患者の団体交渉があったりいろんなことがありました。

いまの医療活動、これからの活動

——人が行かないところへ行くスタンスは変わらない

編集部　ペシャワールのPMS基地病院についてお聞きしたいと思いますが、今後どういうような活動をされていかれるお考えでしょうか。

中村　今後も方針は変わらないですね。場所を変えることはあっても、方針は動かない、ということです。

編集部　らいを中心にあらゆる病気を診ていかれるということですね。

中村　はい。やはり、らいと貧民層の診療を中心にやる。

編集部　今は診察費は二十ルピー（日本円で四十円）ということですね。

中村　それは現地の感覚で言うと五百円から千円くらいの感覚に近いかもしれません。はじめは無料にしていたのですが、貧しい人が善良かというと必ずしもそうではなくて、薬をただでもらってそれを売る人がいるんですね。それを防止するためにお金をもらいはじめました。アフガンもそうです。五ルピーとっています。都市に近い農村では、そういうことをしてお金もうけをする人が増えています。それだけ追いつめられているということなのでしょう。

編集部　アフガニスタンのカーブルでは、五つあった診療所は皆やめてしまわれたと聞きましたが。
中村　カーブルはNGOラッシュなのです。外国の国際団体がどかどか入っているので、われわれがいなくても誰かがするだろうという判断と、そういう国際団体が大金を使うために現地の物価や地代が凄まじい上がり方をして、私どもでは維持しきれなくなってしまいました。それにいま、カーブルは一番治安が悪い状態ですから、管理が困難だという判断もあって昨年の六月、全面的に引き上げました。
編集部　いまアフガンには診療所は何ヵ所あるのですか?
中村　三ヵ所です。山の中です。全体のスタンスとしては、人がわっと行くところへはわれわれは行かない、ニーズがありながら誰も行きたがらないところへ行く、というのが大方針です。水事業にしろハンセン病の事業にしろ、診療所の開設にしろ、同じです。カーブルに診療所をつくったの

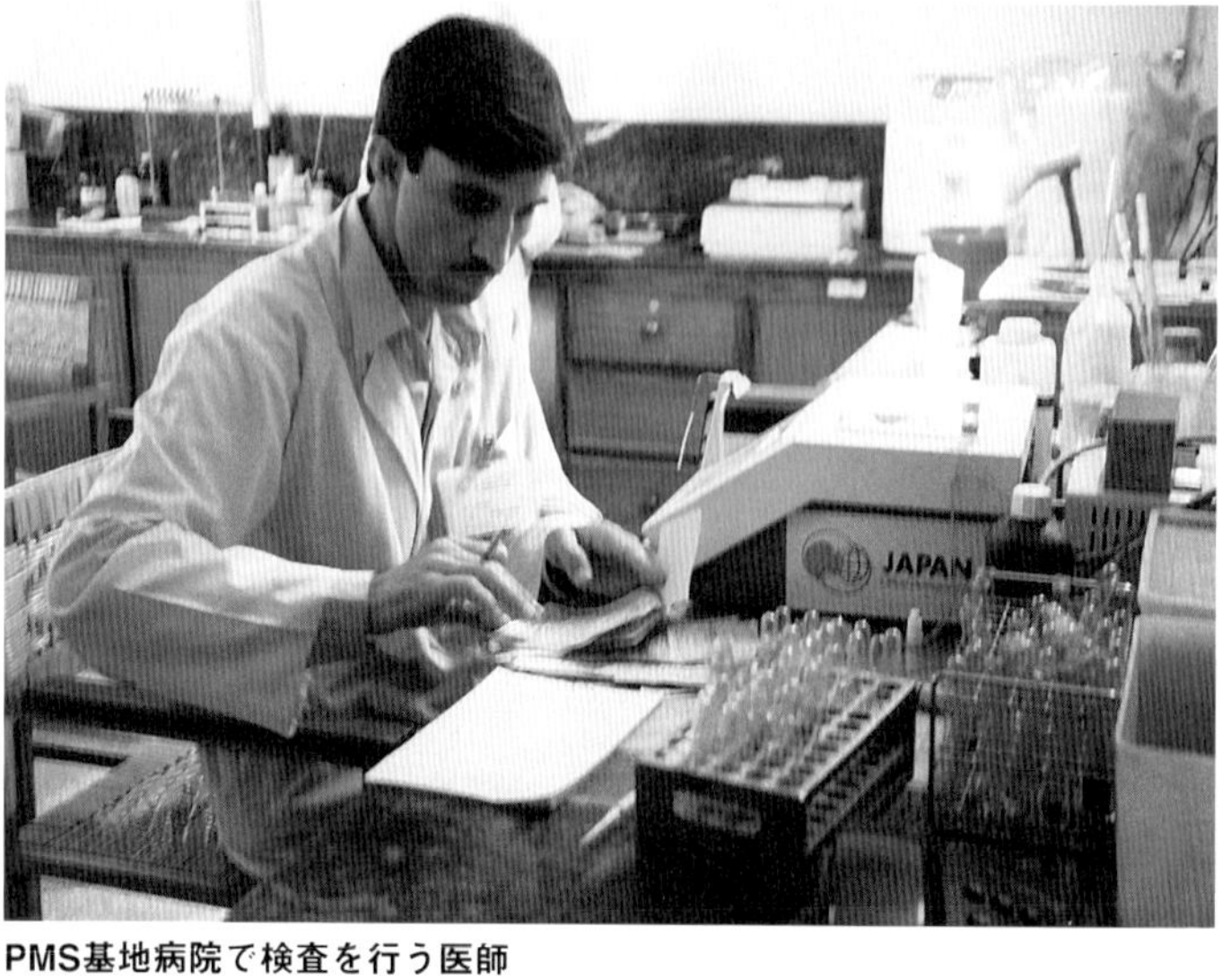

PMS基地病院で検査を行う医師

は、当時、国連制裁によってカーブルが無医地区化していたので、診療所を開設したのです。

医者、まだまだ井戸を掘る
――すでに九八三の井戸を掘った！

編集部　いま先生がもっとも力を入れておられることは、井戸を掘ることですね。これまでにいくつの井戸を掘られたのでしょうか。
中村　五月一七日の時点で九八三ヵ所ですね。そのうち水が出ているのが九一一ヵ所。八百数十ヵ所はポンプをつけて完成したところです（※その後、二〇〇三年六月十五日時点で一千ヵ所達成とのこと）。
編集部　これからも続けていかれるのですね。
中村　そうです。誤算があって、水が出るとみんな村へ帰ってくるんですね。帰ってくると人口が増えて、また水が足りなくなってくるという状況ができてしまって、前よりも作業量は増えているけれども、まだまだ水が足りないという状況です。みんな作業にも慣れてきまして、年間数百というペースで井戸が増え続けていくんじゃないかと思います。
編集部　掘り方を覚えて、先生方ではなくて地元の人や政府が継続していくということはないのでしょうか。
中村　井戸は地元の人なら自分で掘れます。ただ、爆薬を買うお金がなかったり、ある程度の道具やドリルを入れて石を粉砕するということができないんですね。というのは、地下水がいまどんどん下がってきていて、もっと深く掘らなくてはならなくなり、従来でしたら地元の人でもできたのに、少し手伝いが要るということです。しかしそれでも、一部の地域ではわれわれのやり方を会得してまして、掘ったあと、つるはしだとか道具を村に置いていくんです。そうすると村の長老会が管理して、枯れたときに自分たちで掘るというところが増えてきています。じつは、地下水が下がるというのは地球温暖化の影響で、この数世紀はこの傾向は収まらないだろうと思います。最近は政治的なこととか軍事的なことばかりが話題になっていて、本当の危機というのは環境の方なのに、なかなか話題にならない。それもおかしいんじゃないかと思いますね。

後進の医師へのメッセージ

――無鉄砲に生きてもいいじゃないか

編集部　じつは私は最初、中村先生が医師なのに井戸を掘り続けておられるということを不思議に思っていたのですが、お話をお聞きしていて、人の命を助けることに徹しておられる姿は、やはり医者の姿だと思います。医者というのは、実際に自分の手で人の命を救うことができる、非常にまれな職業だと思います。井戸を掘るということは、やはり直接人の命を救う作業ですね。中村先生から、医者として生きる姿勢ということで、後進の医者の方にメッセージを送っていただけますでしょうか。

中村　患者を個人としてみるかマスとしてみるかによって、考え方が違うと思うんですよ。両方の目が必要じゃないかと思うんですが、個人としてみる場合がわれわれのいう臨床医学ですが、これだけでなく、いままで公衆衛生といわれていた視点からとくに発展途上国ではものを見るということが重要になってくるんじゃないかと思いますね。

たとえば、死亡原因で一番多いのが下痢なんですね。子供の下痢による死亡がだんとつでトップ

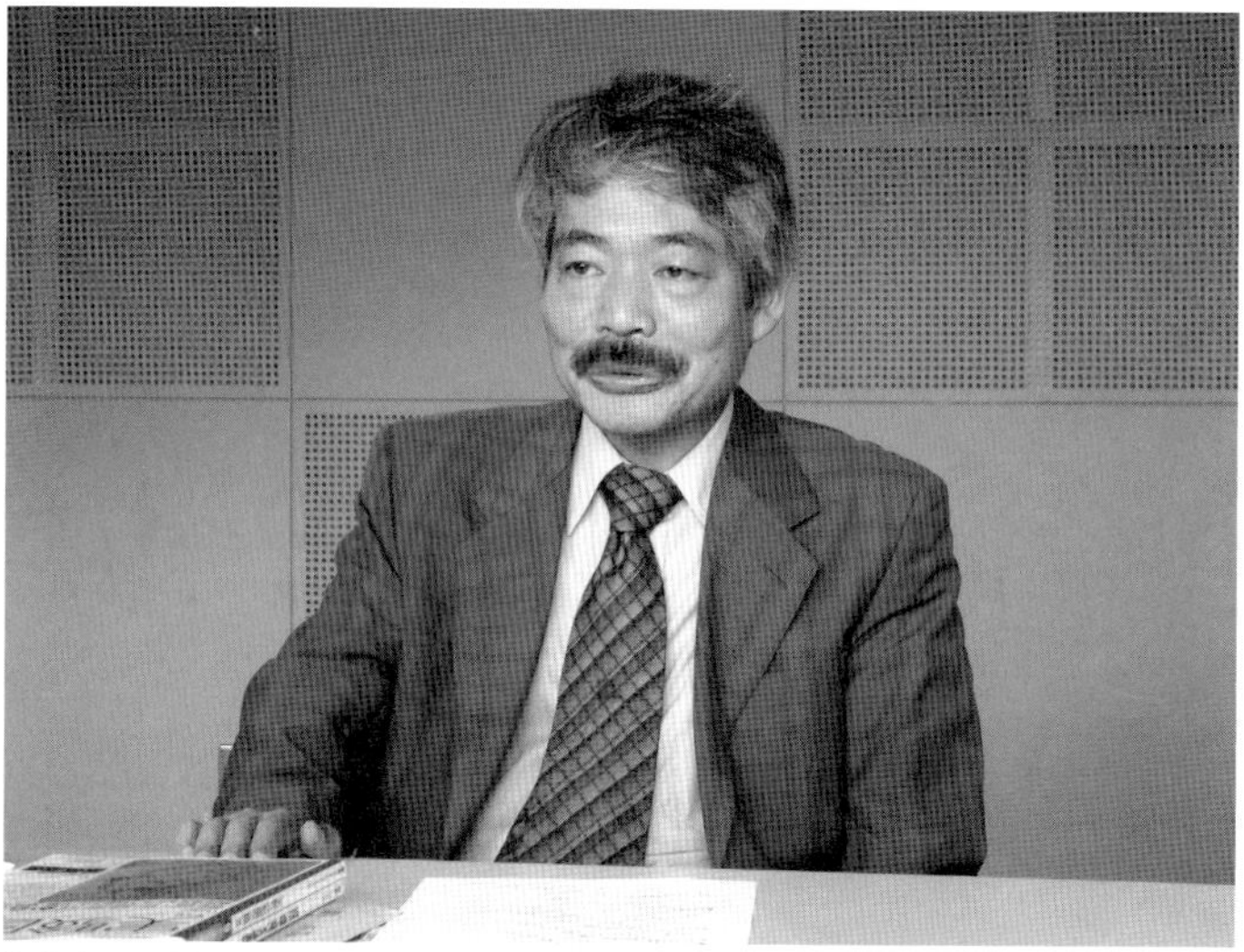
「議論はし尽くされている。ともかく自分で手を汚して」と中村医師

にあるときに、これら腸管感染症の治療法を会得して薬屋さんを喜ばせるだけでなくて、それが起こらないようにすることが大事な要素だと思うんですね。その一つが清潔な飲料水で、ユニセフだとかいろいろな人たちが主張してきたんです。しかし、今までの欠陥は、言う人は多くてもする人は少なかったことです。私たちから見ると、議論は出尽くしている、しかしやる人がいない、というのが現実です。収穫は多いが刈り入れる人は少ない。現地にいると、とくに干ばつの焦燥感の中にいると、もう誰でもいいから実際に来てやってくれんかという感じですね、それがメッセージです。

若い時代は無茶してもつまづいてもやり変えがきくんで、無鉄砲に生きてもいいんじゃないか。若いうちからお年寄りみたいに老後の人生まで考えるようでは、存分に生きたという実感がないのではないですかね。私はそう思います。実際若い人のなかには、それに対する不満が生まれてきている。大人のいう通りに歩めば問題ないという生き方に対して疑問をもつ人が増えてきています。そういう人たちを励まして、決められたレールに乗らずに頑張って生きていく人が増えてきてほしいですね。議論はもうたくさんです。ともかく自分で手を汚して、飛び込んでくる人はおらんかということです。

私どもに関して言いますと、このごろは、少しずつ日本から医者が来てくれるようになりました。現在ＰＭＳには三名の日本人医師がいますが、こんなふうに現地に来てくれると助かります。

中村哲医師を国際医療ボランティアへと向かわせるもの
――信念などいらない、温かい気持ちを！

編集部　先生を動かす原動力、モチベーションは何なのでしょうか。

中村　これは国際医療についても言いたいことで、ある状況におかれたときにその人がどう対応するかという問題です。こうしてあげたらいいだろうなとか、こうしたら少しは相手が楽になるだろうか、と思う気持ちが多少でもあれば、僕はどこに行ったっていいと思うんですよ。たまたまアフガニスタンみたいに目立つときにそこにいたということもあるし、全然マスコミも押しかけないところもあります。それは医者に限らず、おばあちゃんの面倒をみる娘さんが、そのことで縁談もふいになってそれでも世話しているという人もいます。これも人間的なヒーローですよ。そういう人間的な温かさが大事なんじゃないでしょうか。多少は人の身になって考え、しかたがねえなと思いながらも、なんかちょっとでもいいから、こうしてやったらいいだろうなという気持ちがあるかないかでずいぶん違うんじゃないかと思います。

それを飾って言うから、信念がどうのこうのだとか最近の若いのはどうのこうのという話になってくるわけですよ。私に言わせると、ブッシュもヒトラーも信念の人で、こんな信念はいただけません。そうではなく、ある事情におかれたときに、その人間を信頼して任すだとか、こうしてあげたらこの人たちにはいいのではなかろうかと温かい気持ちをもつ、それが大事ではないかと思いますね。

国際NGOに物申す！

――話題性に飛びつかず官僚的にならないNGOを

編集部　さきほどアフガニスタンのNGOのお話が出ましたが、国際NGOについて先生の忌憚のないご意見を伺いたいと思います。

中村　忌憚のないことを言うと角が立ちますからねえ（笑）。とくに国際と名のつくNGOですが、話題性に飛びついて広告タワーのようになってはいけないと思いますね。またそうしないと生きていけない体質を許す周りも悪いのではないかと思います。ただ、私どもペシャワール会が最善ということではないですよ。実質的なことをやってほしいと思うだけです。

編集部　それぞれの団体によっては、かなり待遇の良いところもあるようですね。

中村　そうですね、いろいろです。現地の人たちよりも自分たちの方が資金を使ってしまうところもあるようですが、本当に様々です。それに国際ナントカ国連ナントカとつくと悪い意味で官僚化していくので、これはなんとかしてほしいですね。やはり目的はそこにいる住民や患者にとって何が最善であるか、なのですから。政府ではできないということでNGOが生まれてきたわけですから、現地の人々の側に立ったニーズ、視点を忘れずにやっていくことが大事だと思います。そしてただ現地に長くおればいいかというと、そうでもない。長くおって長く悪いことをする人もいます。長く活動していて、かえって組織維持へと変質していくことも少なくないようです。

じつは医者は一番恵まれている

――食えない医者はいない、フリーター医師のススメ

編集部　でも実際には、ボランティアということで、全くお金の報酬なしというのはやはりつらいことではないでしょうか。おそらく医者がボランティアをやるとき、お金のことが一番ひっかかるだろうと思うんです。

中村　いや、医者は一番恵まれているんですよ、考えようによっては。たとえば非常勤で食うとか、フリーターに近いような食い方をすれば、十分な収入があるはずです。食えない医者はいませんよ。日本に戻って食えるのだし、半年向こうで働いて、半年日本で働いてということも、医者っていうのはできるんです。

編集部　先生はいまも福岡県の病院で働いておられるのですね。

中村　そういうことですね。一応非常勤ですけども働いていています。子供は五人いますが、まあなんとか食えているのでしょうね（笑）。とくに独身の人は食うことは平気でしょう。やはりまわりに流されているというか、欲ですね。人と比べるとか、ステータスとか、つまらないことに振り回されてる。

編集部　医者がフリーターをできるというのはすごい言葉ですね。確かに医者というのは一生の資格ですし、アルバイトも高額ですね。

中村　そうですよ。だから僕は医者は恵まれてると思いますよ。じつは医者は、高い要求水準を下げさえすれば、かなり自由に行動できるのです。そういう人がぼちぼち私のところにも集まってきているということでしょうね。

学校の先生と医者がなぜ高給かというと、それは皆の役に立つからであって、必要とされているから高給なわけです。それがいまは逆で、儲かるからとか、いい暮らしができるからという動機で動いている者も少なからずある。

結局、いい生活もしたい、国際ナントカでも活躍してみたい、両方を同時に実現しようとするからだめなんで、どっちかに絞って、いい生活がしたいなら日本におって忙しくやっていけばいいわけですね。それが嫌なら、ちっと収入は減らしても、それでも医者は普通の人よりはましなわけですから、海外でも医療はできるんです。それなのにそこで、なにかにおびえて自分を金縛りにしているという現実があるんじゃないですかね。医者なんて人の不幸で食ってるわけでね。そんなに威張ることもないしね。私はそう思いますね。病人がいないと食えないんですよわれわれは（笑）。まあ、あんまり医者の悪口を言うとボランティアに来てくれなくなりますのでこれくらいに（笑）。

編集部　でも、医者というのはいざというときに人助けのできる仕事だと思います。実際に命を救われた人も数知れないわけですし。

中村　まあ人を拘束できるのは、お巡りさんと医者しかいないんですよ（笑）。逆に言うとそれだけ頼りにされているわけで、それに乗っかって威張ったり儲けたりというのは、食えないですね、私はそう思いますね。

編集部　じつは志のある医師もたくさんおられると思うのですが、きっかけがなければ道の選択をしようがないですね。中村先生のような方がいらっしゃることを知るだけでも違うのではないかと思います。

中村　いや（笑）。私が何か役立てばいいのですけれど。

編集部　あとは読まれた方の判断ということかもしれませんが、本日はどうもお忙しいところお時間をいただきましてありがとうございました。先生の一層のご活躍をお祈りしております。

ペシャワール会医師の報告

アフガニスタン・パキスタンで実際に行われている医療について

小林 晃

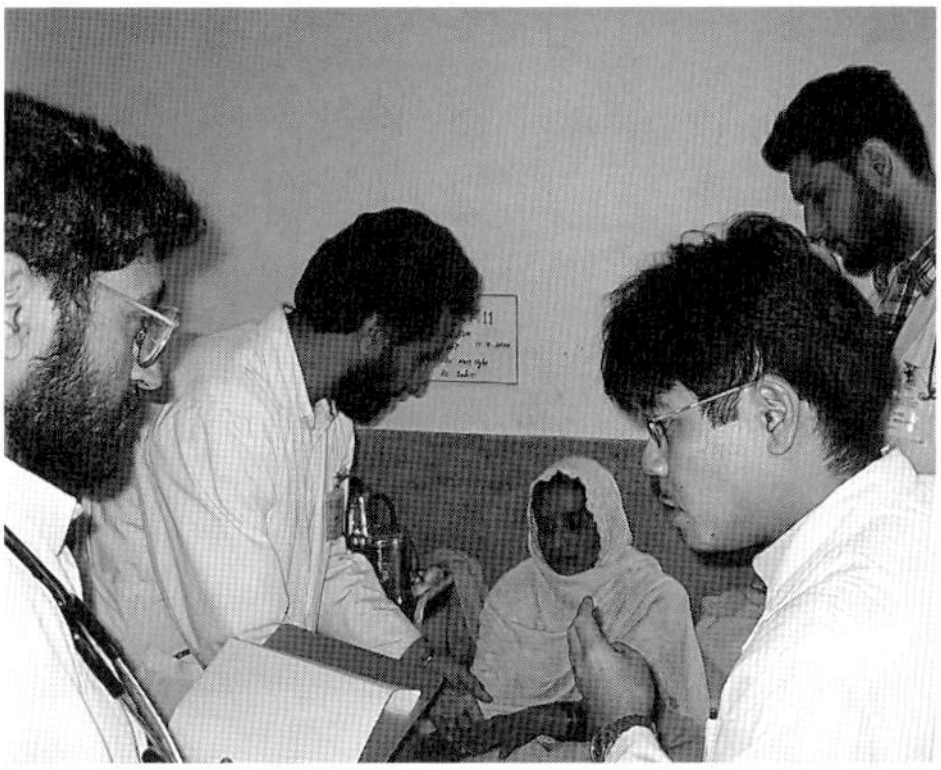

中村医師との出会い

ペシャワールに行った経緯

私は学生時代、アジアの混沌としたところに惹かれ、何度か放浪の旅に出かけました。そこでの現地の人との出会い、自然などの強烈な経験は、私の人生観も変えてしまったように思います。

一九八八年、ペシャワールでらい（ハンセン病）の診療をしている中村哲医師がいるという噂を聞き、卒業旅行にペシャワールを訪れました。当時は旧ソ連軍がアフガニスタンから撤退する頃で、世界中から大勢のジャーナリストが集まっていました。

そこで中村先生にはじめてお会いしました。そしてらい患者の診療を見せていただいたり、日本のジャーナリストと一緒にアフガニスタンに入ったりと、貴重な体験をしました。そこでの経験から将来アジアのどこかで医療活動ができればと漠然と考えるようになったのだと思います。

その後医師として働き、五年間が過ぎた一九九三年、自分の将来に閉塞感を感じていた私は、ペシャワール会の現地報告会に参加しました。そこで中村先生と再会し、約三ヵ月の間内視鏡の指導をするということでペシャワールに行く機会を与えていただきました。帰国後本格的に現地で働くことを考えるようになり、神経内科、呼吸器科、皮膚科、結核の勉強、小外科などの研修をしました。

そして、一九九七年三月から本格的に現地での活動を開始し、以降、二〇〇一年六月まで約四年間、定期的に現地を訪れ、活動する機会に恵まれました。

現地の医療の実際

らいの多発地帯に設置された診療所

現在、ペシャワール会ではパキスタンのペシャワールにあるＰＭＳ（Peshawar-kai medical service）基地病院を総本部として、東部アフガニスタンに三ヵ所の診療所（ダラエヌール、ダラエピーチ、ワマ）、とパキスタン、チトラールのラシュト診療所を運営しています。

これらの地方の診療所はいずれもらいの多発地帯に作られています。感染症を中心とした一般診療を主としていますが、その他に一般診療の中かららい患者を見つけることも重要な目的としています。最近では医療以前に、より多くの人を助けるための、水源確保に向けた井戸づくりや、農業指導の拠点ともなっています。

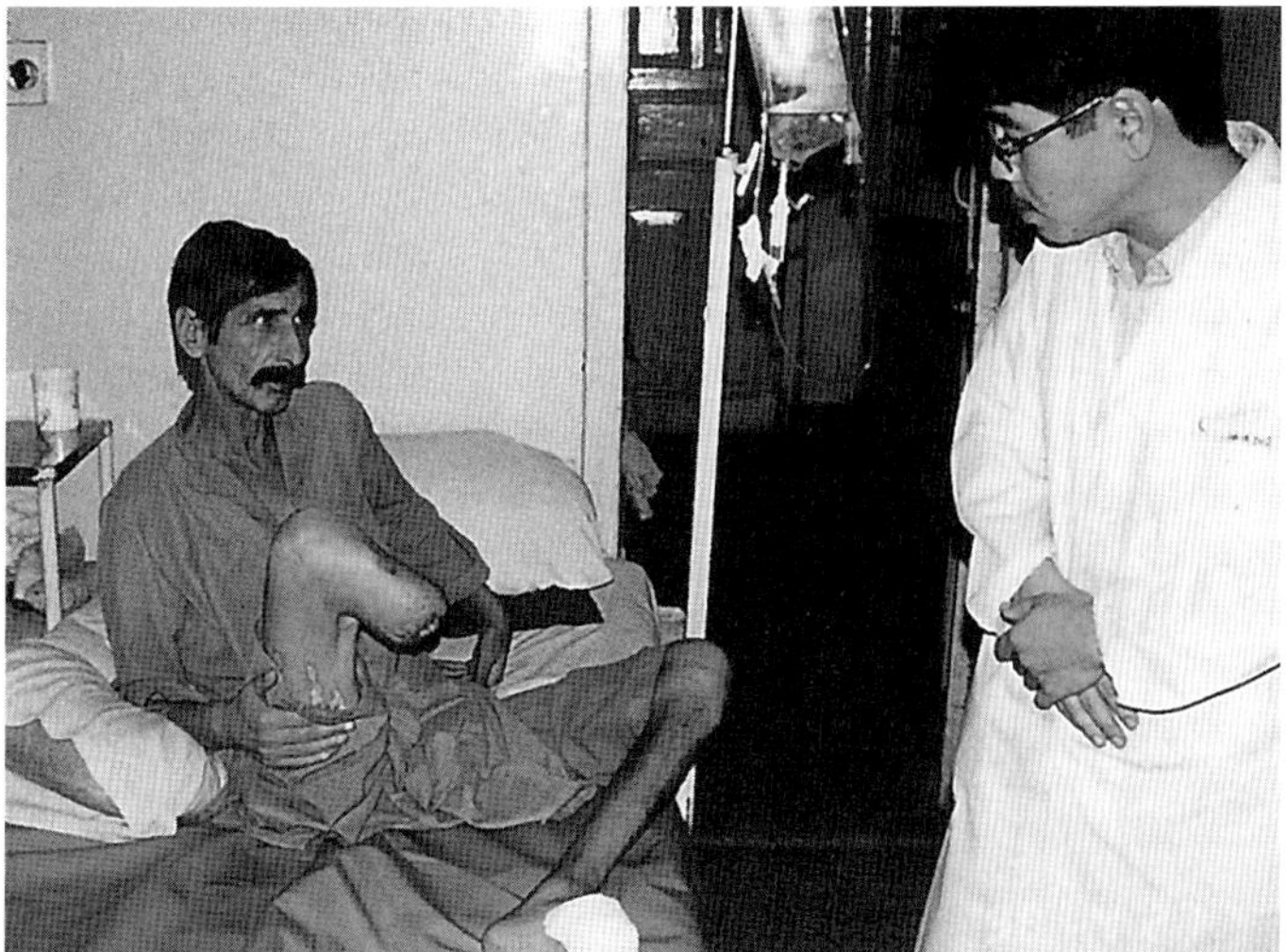

診察中の小林医師

これらの病院、診療所の二〇〇二年度の診療総数は十四万百二十九名（カーブルの臨時診療所は除く）にのぼっています。

またＰＭＳ基地病院は主に、らい患者の診療及びアフガン難民と地元の貧しい患者の診療を行っていますが、これらの地方の診療所に派遣する医療スタッフの教育を行うことも重要な仕事としています。私の現地での主な仕事は現地の医師の教育を行うことでした。

現地でよく見られる疾病と実際の医療について

（1）現地での実践的な診断と治療

らい患者の診療に関しては中村先生の著書に詳しく述べられていますので、ここではペシャワールを中心に現地でよく見られる疾病と、限られた設備と予算で実際に行ってきた医療について述べたいと思います。

読者の方の中には将来、発展途上国で医療をおこないたいと考え、熱帯医学などを勉強している人もいると思います。しかし実際、現地では設備が限られているため、いろいろな検査をして診断することができません。

一方、日本の病院では、設備が整っていながらも、熱帯熱マラリアで毎年数人の命が失われているといわれています。これらの患者の中にはマラリアの流行地で発熱し、現地の医師が信用できないため、直ちに日本に帰国し悲劇となったケースもあるようです。これは、「マラリアの診断は血液の塗末標本でマラリア原虫を検出する」ということにこだわり診断が遅れることと、マラリアの薬が日本では手に入りにくいことが原因としてあげられます。

しかし、現地の医師にかかった患者が、マラリアで死ぬことはほとんどありません。なぜなら、マラリアの流行地では発熱があれば、必ずマラリアを疑い、血液塗抹標本でマラリア原虫が見つからなくても、発熱が続けばすぐにマラリアの薬を投与するからです。

このように、現地で実際に患者を診療し治療した経験から、より実践的な診断及び治療について述べたいと思います。

(2) 現地での発熱疾患

▽問題は原因不明の発熱疾患

現地では、長期間の発熱を主訴に多くの患者が来院します。もちろん感冒、上気道炎、及び尿路感染症のような日本でよく見られる発熱疾患もありますが、現地の外来ではあまり見られません。これは、感冒であれば数日で治ることと、現地の薬局で処方箋なしに比較的安価に抗生物質が手に入ることとが関係していると思います。臨床症状や理学的所見、喀痰の塗抹検査で感冒、気管支炎、肺炎、肺結核及び尿路感染症などの疾患は容易に診断できます。

しかし、問題となるのはそれ以外の原因不明の発熱患者です。日本では、「伝染性単核球症、感染性心内膜炎、膠原病、膠原病類縁疾患、悪性腫瘍…」と鑑別疾患を上げて、様々な検査をしていくところです。しかし、ここペシャワールではこのような原因不明の発熱患者のほとんどはマラリア、安価な抗生物質に耐性の腸チフス、及び肺結核以外の結核疾患です。熱帯地方ではアメーバ性肝膿瘍、リーシュマニア、ブルセラ症、デング熱、レプトピラ症、回帰熱、リケッチア症なども鑑別診断として考えなくてはなりませんが、現地では稀にしか見られません。

▽マラリア

もちろん、マラリアは血液の塗抹標本でマラリア原虫を認めるとすぐに診断できますが、原虫を認めなくてもマラリアは否定できません。検査技師が熟練していない場合、病初期に薬物治療をすでに行って原虫数が少ない場合、あるいは原虫が破壊されている場合もあるからです。マラリアは四〇度を超えるような高熱を発しますが、診断の決め手となるような特異的な症状はありません。また現地では、熱帯熱マラリアと三日熱マラリアのみで四日熱マラリアと卵型マラリアはみられません。三日熱マラリアは三日周期で熱が出るのが特徴ですが初期には周期的ではありません。

▽腸チフス

腸チフスは高熱、比較的徐脈、バラ疹などの症状が教科書に書いてあります。しかし典型的な所見を認めるほうが稀で、特に病初期の場合はほとんどマラリアと同様、高熱と震えのみでそれ以外の特異的な所見を認めません。

▽現地での発熱患者の治療

一九九七年に私がはじめて現地に赴任した当時、現地の医者はこれらの原因不明の発熱患者に対して、いずれも現地では高価で、熱帯熱マラリアに対してほとんど耐性がないハロファントリンというマラリアの薬と、ニューキノロン系のオフロキサシンという抗生物質を同時に投与していました。それでも効かないときは、抗結核薬を投与していました。それでほとんどの患者はよくなっていました。

実際、現地の開業医のほとんどがこのような治療をしているため、現地の裕福な人がマラリアで、死亡することはまずありません。患者を救命することが最優先ですから、日本においてマラリアで亡くなっている患者がいることに比べれば、これらの治療は仕方がないと思います。しかし、これを私たちもするのであれば、薬代が莫大なものとなり、ペシャワール会の募金が薬代だけでなくなってしまいます。また、すべての人にこのような治療を行うと薬剤耐性という問題が出てきます。そこで、このような原因不明の発熱患者に対して早期に適切な診断をし、治療ができないか考えるようになりました。

▽新病院建設にともなう診療技術の充実

一九九八年より、ペシャワール会念願の新病院建設が始まり、中村先生から「今までの野戦病院的な診療に終止符をうち、本格的な診療の中身の充実を図っていく」という方針が打ち出されました。これまでは、らい患者を中心に診療をおこなっていましたので、らい菌検査や病理検査のスライド作成などにおいては、邑久《おく》光明園からの応援チームなど、多数の人の尽力もあり、高度な技術

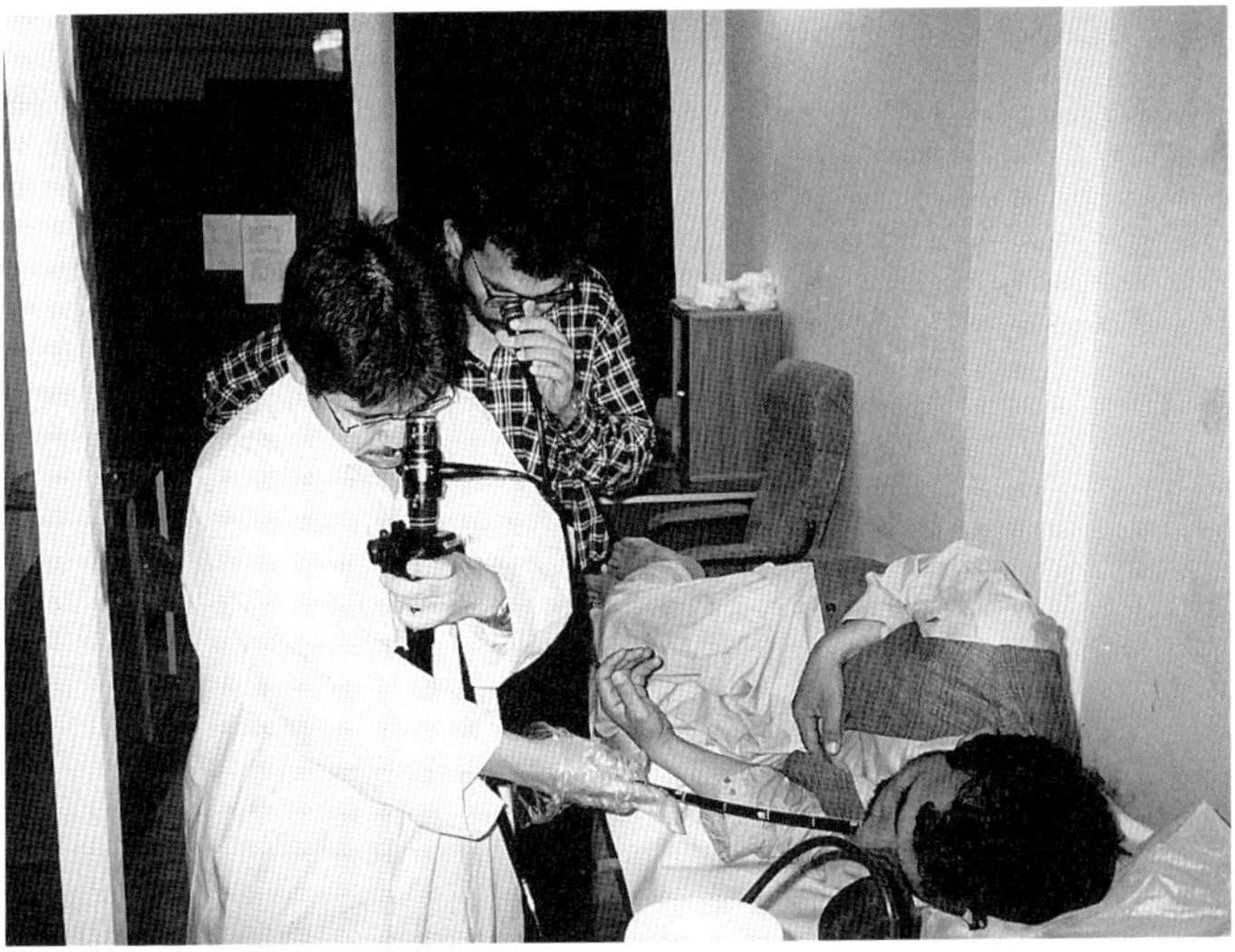
内視鏡検査を行う小林医師

が受け継がれていました。

しかし、本格的にアフガン難民患者を診察するようになると、その他の診療技術の充実も必要となってきました。

私たちはまず院内で肝機能や腎機能一般などの血液検査をできるようにしました。それまでの質の悪い安価なレントゲンの機械も、ブラジル製のそこそこの質のものが導入されました。腹部エコーも導入され、診断技術が飛躍的に向上するようになりました。最終的には血液、尿、便、らい菌塗抹検査、他の抗酸菌検査、マラリア血液塗抹標本、リーシュマニア、生化学、レントゲン、心電図、腹部エコー、心エコー、病理、細菌培養、内視鏡などの検査などができるようになりました。

これらの検査は日本ではどこの病院でもできる検査ですが、現地ではそれぞれの検査ができるようになるまで、技術者の教育、安くて質のよい機械を購入する努力など多数の人たちの大変な苦労がありました。

▽腹部エコーで腸チフスを早期診断

さて、腹部エコーが導入されるようになり、腹部エコーで腸チフスを早期診断できないか考えました。腸チフスは血液培養で診断できますが、培養技術が必要です。また、培養結果が出るまで三日以上かかり、直ちに診断できません。

私が以前勤務していた、岸和田徳洲会病院では腸管エコーに関するたくさんの論文を出していましたので、サルモネラ、キャンピロバクター及びエルシニアなどの細菌性腸炎では腹部エコーで腸管壁の肥厚をみとめ、一部に腸間膜リンパ節が腫大することを知っていました。腸チフスは、チフス菌が食物とともに経口感染し、小腸のリンパ組織に達し、腸間膜リンパ節をおかして血行内に入り小腸を中心とした各臓器に転移巣を作ります。従って、腸チフスの患者でも当然、腸間膜のリンパ節の腫大が見られると考え、原因不明の発熱の患者に片端から、腹部エコーをしてみました。

するとやはり腸間膜のリンパ節の腫大を認める患者がいることがわかりました。腸チフスは培養すれば診断できますが、信頼できる培養検査のできるところはペシャワールにはなく、確信がもてませんでした。そこで腸チフスかマラリアか鑑別困難な患者に対して、腹部エコーで腸間膜リンパ節の肥厚を認める患者に対しては、腸チフスと考えて治療を行い、それ以外の患者に対してマラリアの治療を行いました。

そうするとやはり軽快することが多くこの所見が腸チフスを支持するものではないかと考えられましたので、診断を確実なものとするために培養の技術が必要ということになり、細菌学のアフガン医師を非常勤で雇い、腸チフスなどの培養ができるようにしました。

そして一九九九年七月より二〇〇〇年二月まで発熱を認め、さらに腹部エコーで腸間膜リンパ節の肥厚を認めた患者七十三例に対してすべて血液培養を行ったところ、培養で腸チフス菌を認めたのが四例、パラチフス菌を認めたのが三例でした。陽性例が少ないのは「培養技術の問題」、「来院前にすでに抗生物質が投与されている」、あるいは「その他の細菌性腸炎などが含まれている」などの原因ではないかと考えています。さらに培養技術を高め、症例を検討していく必要がありますが、しかし少なくとも、腸チフスとマラリアの補助的な鑑別診断には使うことができ、早期治療と薬代の節約に役立っています。

また、発熱より三日目で当院に来院し、腹部エコーでリンパ節の腫大を認めた例がありました。この患者の血液培養で腸チフスが陽性になったことより、発病初期の腸チフス患者でも補助診断に有効ではないかと考えています。

（3）結核について

▽多い結核患者

外来、及び入院患者を診察して、改めて感じたことは結核患者が非常に多いということです。外来では一日に必ず数人の患者の喀痰から結核菌が検出され肺結核と診断されます。

最近、日本では肺結核患者が少なくなったため「若い医師の無知による結核の診断の遅れ」という問題がテレビや新聞などで報道されています。

しかし、現地では肺結核はもちろん、肺結核以外のほとんどの結核を経験することができます。首の周りが腫れる頸部リンパ節結核もよく見られますが、この患者に対してはリンパ節生検をして診断します。皮膚結核、結核性腹膜炎、腸結核、それに腹部結核性リンパ節炎が疑われる患者もよく見られます。

▽現地での結核の診断

これらの場合、検査技術の限界があるために病理診断や培養などによる確定診断は難しいのですが、腹部エコーの所見、臨床経過、及び抗結核薬の投与による治療の効果などで疑うことができます。例えば腸結核の場合は腹部エコーで回腸末端を中心とした腸管壁の肥厚と腸間膜リンパ節の腫大を認めます。しかし、腸間膜リンパ節の腫大をともなわず、腸管壁肥厚だけの症例もあります。もちろん、この所見であれば鑑別診断には細菌性の腸炎なども考えられますが、腸結核の場合は発熱期間が長いので、臨床経過からわかります。

結核性腹膜炎の場合、原因不明の腹水貯留と発熱で患者が来院することが多く、一部の例では腹部エコーで腹部のリンパ節腫大をともなう例もあります。この場合臨床症状と血液検査で結核が疑われ、さらに腹水の細胞検査でリンパ球が優位であればまず結核を疑い、抗結核薬を投与します。

軽快すれば結核性腹膜炎と考えます。

　腎結核の場合は、原因不明の発熱で患者が来院して腹部エコーで腎実質のエコーレベルが高ければ、いろいろな鑑別診断がありますが、現地では我々の経験からまず腎結核を疑います。そして尿の結核検査をして確定診断をします。これらの一連の考え方により、多くの腎結核の患者を見つけることができました。

　日本の腹部エコーの教科書を数冊調べましたが、いずれも、腎結核の所見（漆喰腎、乾酪性空洞の嚢胞性病変としての描出など）はかなり進行したものであり、これでは初期の腎結核を見つけることができません。しかし、ある英語の腹部エコーの本を調べて見ますと、「初期にはあまり変化を認めないが、石灰化や結核菌の感染を反映して、少し腎臓のエコーレベルが上がることがある」とありました。このため、原因不明の発熱の患者に腹部エコーをする場合には腎臓のエコーレベルに注意するよう指導しています。

　このように腹部エコーを導入して以来、腹部に関係するいろいろな結核も見つけることができるようになりました。腹部エコーは現地で日本製のものを購入しました。腸管のエコーもみるため、五メガヘルツのリニアプローブも同時に購入しました。日本の病院で普通使われている腹部エコーに比べると、約百二十万円という安価なものですが、十分に役立っています。

　また結核の治療にかかる一人の治療費は長期間の投薬のため、大変高額となります。このため結核疾患を疑うと、アラブ系の慈善団体が運営している結核センターに送り、治療をお願いします。病理診断や塗末検査ではっきりしている結核に対してはもちろん治療を行ってくれます。しかし、それ以外の腹部エコーの所見と臨床症状などで疑った結核に対して、結核センターでも経験がないのか、当初は我々の診断に対して半信半疑で、結核と認めてくれませんでした。

このため、我々の病院で仕方なく治療をしていましたが、ワープロを使って丁寧に英語で紹介状を書き、何度も患者を送ると、最後には我々の診断を信用し治療してくれるようになりました。逆に結核センターから、肺結核以外の結核を疑う患者を紹介してくれるようになりました。

▽粟粒結核
私自身、日本で一例しか経験したことがありませんが、胸部レントゲンで典型的な所見を認める粟粒結核も時々見られます。以前次のような症例を経験しました。

症例は二十四歳の男性。約三週間続く発熱、震えを主訴に入院。その他特記すべき症状は認めず。いつものように、腹部エコー、胸部レントゲン、血液検査をしました。血液の塗抹標本ではマラリア原虫を認めず、腹部エコーでも前述のような、

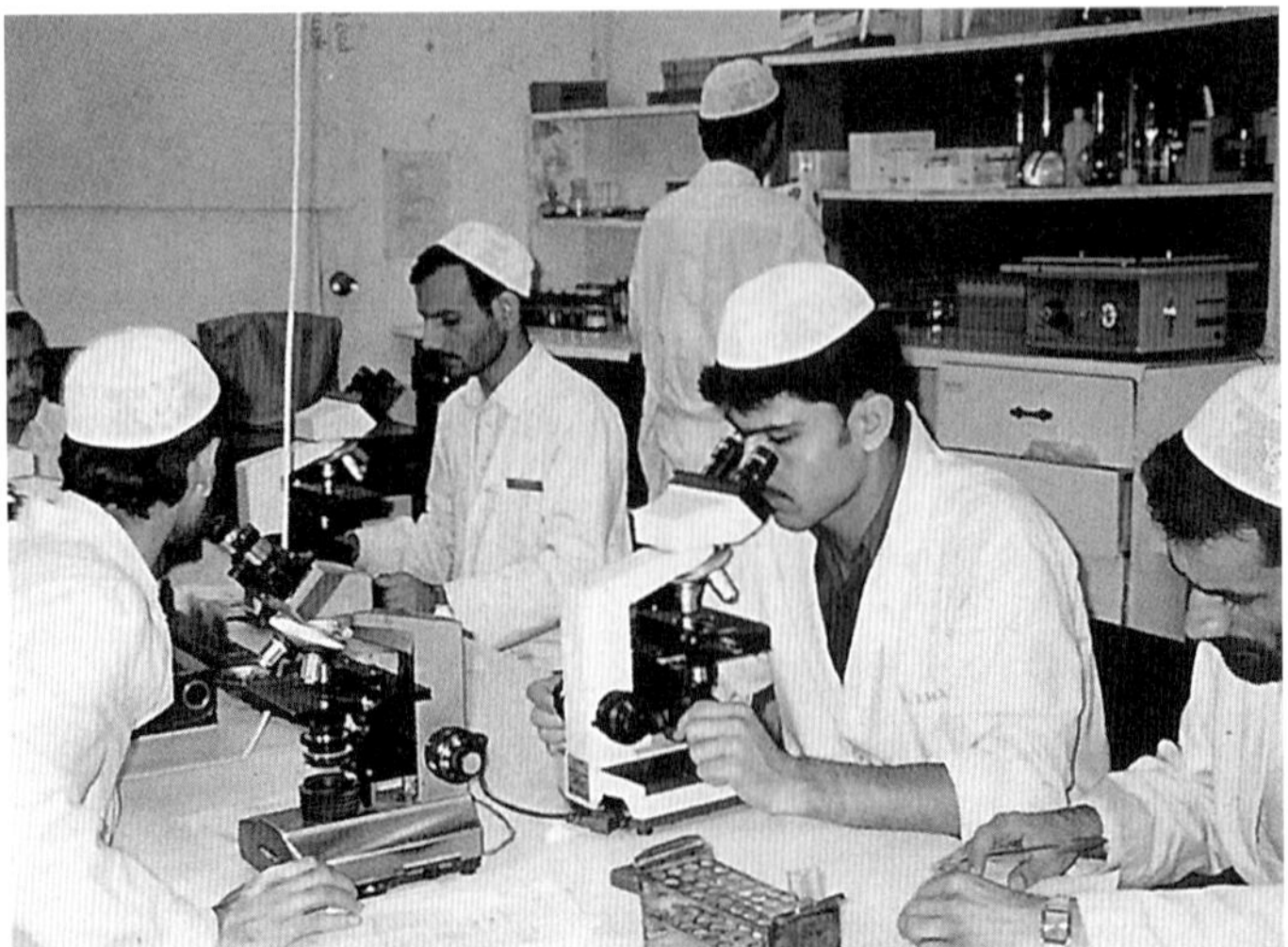
検査を行うスタッフ

腸チフス及び腹部の結核を疑う所見は認めませんでした。

いつものように、血液の塗抹標本で原虫を認めないマラリアの可能性をまず考え、マラリアの治療をしましたが、軽快しません。次に腹部エコーでは異常所見を認めませんでしたが、腸チフス及びその他感染源が不明の細菌性感染症の可能性を考えて広域スペクトルの抗生物質を投与しましたが、解熱しません。

さて、三週間以上続く原因不明の発熱はＦＵＯ(Fever of unknown origin) といいます。回診のときに、「膠原病、成人スティル病…」などと鑑別診断を上げてディスカッションをしている時に、ある医師が「粟粒結核ではないか」と言いました。他の医師たちは、「胸部レントゲンが正常なのだから粟粒結核ではない」と言いながらも、ひとまずこの患者に抗結核薬を投与すると、三日で解熱し、その後軽快退院しました。

粟粒結核とは「血液内に結核菌が体中に広く撒き散らされた状態（播種）」をさします。後に、William N. Romという人の書いた「Tuberculosis」という結核の教科書を調べると、「粟粒結核の症状は protean（変幻自在）であり、不明熱の原因として考えなければならない。また胸部レントゲンで典型的な粟粒パターンを示さず、発熱の症状しか示さない患者もいる。このような粟粒結核をLandouzyという人が、typhoidal military 'TB（腸チフス様の粟粒結核）と言って数例まとめて報告している」とありました。我々もレントゲンでは異常を認められなかったにも関わらず、抗結核薬の投与で軽快したことから、おそらく胸部レントゲンで異常のない粟粒結核であろうと考えています。現地ではこのような粟粒結核も不明熱の患者として、考えなければなりません。

(4) マラスムス

▽発育障害と免疫力の低下

現地では乳幼児の下痢や肺炎の患者が多く見られます。これらの患者のほとんどは日本で見られなくなったマラスムスの乳幼児です。マラスムスとは不十分な栄養摂取や不適切な栄養法に起因するカロリー摂取不足で、年齢別の低身長だけでなく身長別の体重の減少が見られます。患者は極端にやせており高度の発育障害が見られ、免疫力が低下しているため容易に下痢や感染症に罹ります。

なお、現地では極度のたんぱく質の欠乏と不十分なカロリー摂取に起因する、低身長であるが浮腫があり腹部が膨満するのが特徴のクワシオルコルの乳幼児はほとんどみられません。

▽母乳が満足に与えられない

現地ではこれらマラスムスの乳幼児のほとんどは、母乳を満足に与えられていないのが原因です。現地の貧しい家庭では二歳近くになるまで母乳を与えます。しかし、次々に子供を生むために次の子が生まれると上の子に母乳を与えることができなくなり、上の子は離乳食を始めなければなりません。日本製の人工乳もありますが、とても高価で裕福な人以外では購入できません。このため牛の乳を与えている場合もありますが、ほとんどが不衛生な水で薄められた劣悪なもので下痢を起こすのは必然です。また、離乳食の場合も、きちんと消毒した容器を使って与えられなかったり、不衛生な水を飲ませたりするため、子供は下痢を繰り返します。

▽母親への指導

このようなマラスムスで入院した患者に母乳を与えることが可能な母親に対しては、二歳になるまではできるだけ母乳を与えるように指導します。

母乳を与えられない患者には、入院の間は日本製の質のよい人工乳と離乳食を与えます。その間、母親には離乳食の指導ときちんとした容器の消毒の方法を指導します。このように治療するとほとんどの患者がどんどん体重が増えていきます。体重が増え、危険域を脱すれば退院させます。

しかし、子だくさんの母親が入院すると家庭が大変になるのか、途中で退院する場合もよくあります。

(5) その他よくみられる熱帯病

▽アメーバ赤痢

現地の患者の便検査では、回虫、鞭虫及び小型条虫の虫卵、赤痢アメーバもよくみられます。赤痢アメーバには活動状態にある栄養型(trohozoite)と、嚢子(cyst)があります。現地では栄養型がみられると投薬しますが、嚢子だけでは、妊婦や抵抗力のない人以外は投薬しません。これは現地では約四十パーセントの人の便に嚢子を認めるといわれているためで、治療してもほとんど再感染するからです。私と息子の便にも顕微鏡で見たときに、赤痢アメーバの嚢子が見られました。

さて、アメーバ赤痢は粘血便がみられるのが特徴ですが、これらの典型的な症状を見る現地の患者は稀で、下痢のある患者の便を検査するとたまたまアメーバ赤痢が見られたというのがほとんどで、果たして、これが原因で下痢をきたしているのかよくわからないことがあります。しかし、免疫ができていないためか、現地の日本人ワーカーでこのような粘血便、腹痛などの典型的な症状を示すことがあります。

▽包虫症

また、包虫症(エキノコッカス感染症)を疑う患者もみられます。エキノコッカスと言えば日本では北海道でのキタキツネからの感染が有名です。しかし、これは多包条虫（Echinococcus multilocularis）が原因ですが、現地では単包条虫（E.granulosus）が原因の包虫症がほとんどです。患者は胸痛や腹痛などで来院します。患者の全身状態が良好で、腹部エコーで、のう胞の中にのう胞（cyst in cyst,daughter cysts）を認めたり、胸部レントゲン写真で辺縁整の孤立性腫瘤を認めれば、現地ではまず包虫症を考えます。診断には抗体検査などがありますが、そのような高級な検査はできませんのでalbentazoleという薬を使って、診断的治療を行います。

（6）手が動かない

▽低カルシウム血漿

時々女性患者で、「手指に痙攣がおこり、動かすことができない」ということで、外来に来る患者さんがいます。日本では精神的な原因で起こる過換気症候群で同様の症状を示す患者をよく見かけます。

しかし、これらの患者は過換気の兆候なしにこのような症状を示しています。このため低カルシウム血漿が原因ではないかと考えました。高度の低カルシウム血漿になると、医学的にテタニーと呼び、患者は助産婦がお産の時にとるのに似た特徴的な手位（助産婦手位）をとります。他の医師に聞くとＰＭＳ病院の地方の診療所であるコーヒスタン（二〇〇三年八月現在閉鎖中）で、同様の患者がたくさん見られるそうです。低カルシウム血漿は腎不全、副甲状腺機能低下症など、様々な原因でおこります。しかし、こちらではカルシウムを含んだ食品の摂取不足と太陽に当たる時間が短いことが原因として考えられます。ビタミンＤは太陽にあたることにより人間の皮膚で作られます。日光に当たる時間が短いと、ビタミンＤの不足が起こり、その結果低カルシウム血漿となります。

とりわけコーヒスタンなどの貧しい地域に行くと昔ながらの風習が今でも強く残っており、男性優位社会で、食事はまず男性がとり、その残ったものを女性がとります。また、現地において日光に当たる時間が短いとは奇妙に思われますが、イスラムの習慣が厳しいところでは女性は隔離され家から出ることなく日の当たらないところで生活をします。

これらの習慣と十分な栄養を取れないことから、このような女性患者がたくさんいるのではないかと思われます。日本ではまず考えらないでしょう。

(7) 日本ではほとんど見られなくなった疾患

▽リウマチ熱による舞踏病

「落ち着きがなく奇妙な動きをする」という十二歳の男の子が入院しました。患者を観察しますと、左半身のくねくねした非律動的な不随意運動が見られました。神経内科が専門である中村先生に見せたところ、「リウマチ熱による舞踏病でしょう。こちらではたまにみられます」とのことでした。医師であれば誰でも国家試験のときに勉強する有名な疾患であるリウマチ熱の症状の一つです。また、発熱をともなったうっ血性心不全の子供も時々入院してきます。聴診で著明な心雑音を認め、心エコーでは心臓弁膜症を認めます。活動性のリウマチ熱による心筋炎が考えられます。リウマチ熱はA群streptococcusという細菌の上気道感染に続発する、結合組織の病変です。日本では高齢者の過去のリウマチ熱によると考えられる心臓弁膜症はたくさん見られます。しかし、医療の発達した日本では早期に抗生物質で治療されるためリウマチ熱による活動性のある心筋炎や舞踏病はほとんど見られないのではないでしょうか。

（8）治らない病気

▽経済的背景を考えての対応

ＰＭＳ病院にはがんの末期や難病の神経疾患の患者もやってきます。これは、やはりいろいろな病院を回ったが軽快せず、日本人がいる病院なら何とかしてくれるだろうと期待してやってくるものと思われます。神経疾患では筋ジストロフィー、筋萎縮性側策硬化症、パーキンソン氏病、重症筋無力症などの患者がみられます。

また腹部エコー、最近では内視鏡が導入され、肝臓がんや胃がん、食道がんなども見つかるようになりました。なお、現地では食道がんがほとんどで、胃がんは稀です。

気になるところでは悪性リンパ腫や白血病などの血液疾患も非常によくみられます。日本であれば手術、抗がん剤、放射線治療などの治療を考えますが、現地では患者の経済的背景を考えなければなりません。

患者の中には、いろいろな病院を回り、なけなしのお金を費やし、財産を失ってしまう人もたくさんいます。また、現地の医者の中にはこれらの患者にいろいろな検査をして、お金儲けをしている人もいます。従ってこれらの患者には治らないということをはっきり告げ、これ以上無駄な病院周りをすべきでないことをはっきり告げることも必要です。

以前、中村先生がパーキンソン氏病と診断した患者にドーパミン製剤を投与したところ著明に軽快して患者に大変感謝されたそうです。しかし、数年後その患者に会うと、非常にみすぼらしい格好をしていたそうです。その患者はその高価な薬を買い続けたために、財を失ってしまったそうです。それ以降中村先生はその患者に対して、自分のポケットマネーで治療薬を投与しています。こ

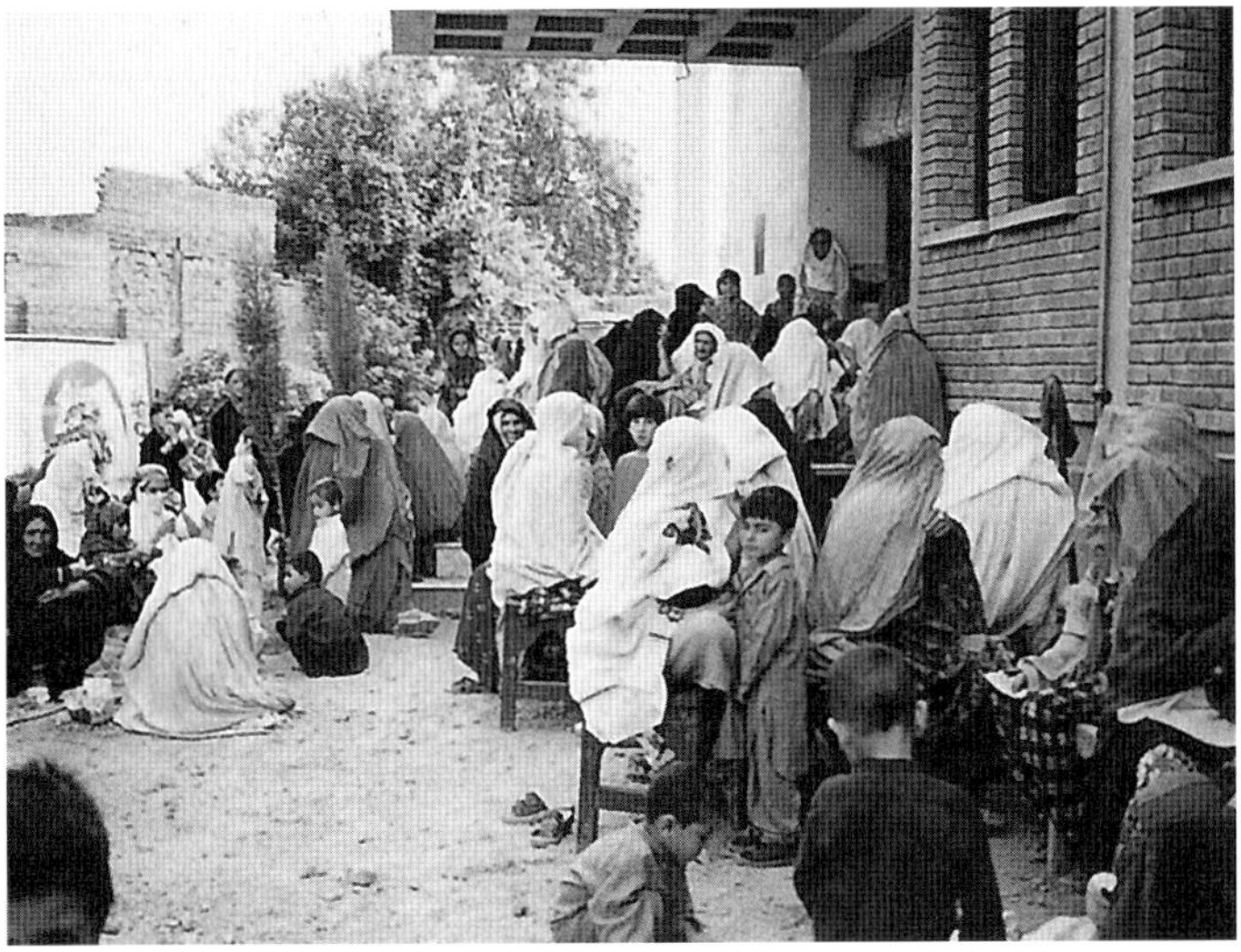
PMS基地病院で診療を待つ人々

の苦い経験から、今後裕福な患者以外にこのような治療法を教えないように決めたそうです。保険制度の整った日本では考えられないことでしょう。

ペシャワール会は残念ながら、高血圧、糖尿病及びパーキンソン氏病などの慢性疾患に対して投薬を援助する余裕はありません。それよりも、らい疾患、感染症を中心とした急性疾患の治療、また水資源確保、農業指導にまわる予算を先決することで、より多くの人を助けることができると考えています。

医師の教育

医師の採用

ペシャワール会では医師を採用する際、以前は病院の職員の縁故関係を使って採用していましたが、新病院ができてからは新聞の広告欄を使って一般に広く公募し、試験と面接で優秀かつ人間性のよさそうな医師を採用しました。しかし、給料が安い、フィールドワークのために地方に行かなければならない、また勤務時間が長く病院の規則が厳しすぎるとの理由で、ほとんどの人は一週間も経たずに辞めました。

こちらに応募してくる医師は日本のＮＧＯの団体ということで高給を期待してきた人もいましたが、ＰＭＳ病院の医師の初任給は六千ルピー（一ルピー＝二円）で他の病院とほとんど変わりません。しかも勤務時間は現地の病院のほとんどが午前中だけで、午後からはアルバイトをして稼ぐことができるのに対して、ＰＭＳ病院では日本と同じように朝八時から夕方四時半までです。またアルバイトも厳しく禁止しています。アルバイトを禁止するのは、本業がおろそかになり、勉強する時間がなくなってしまうからです。

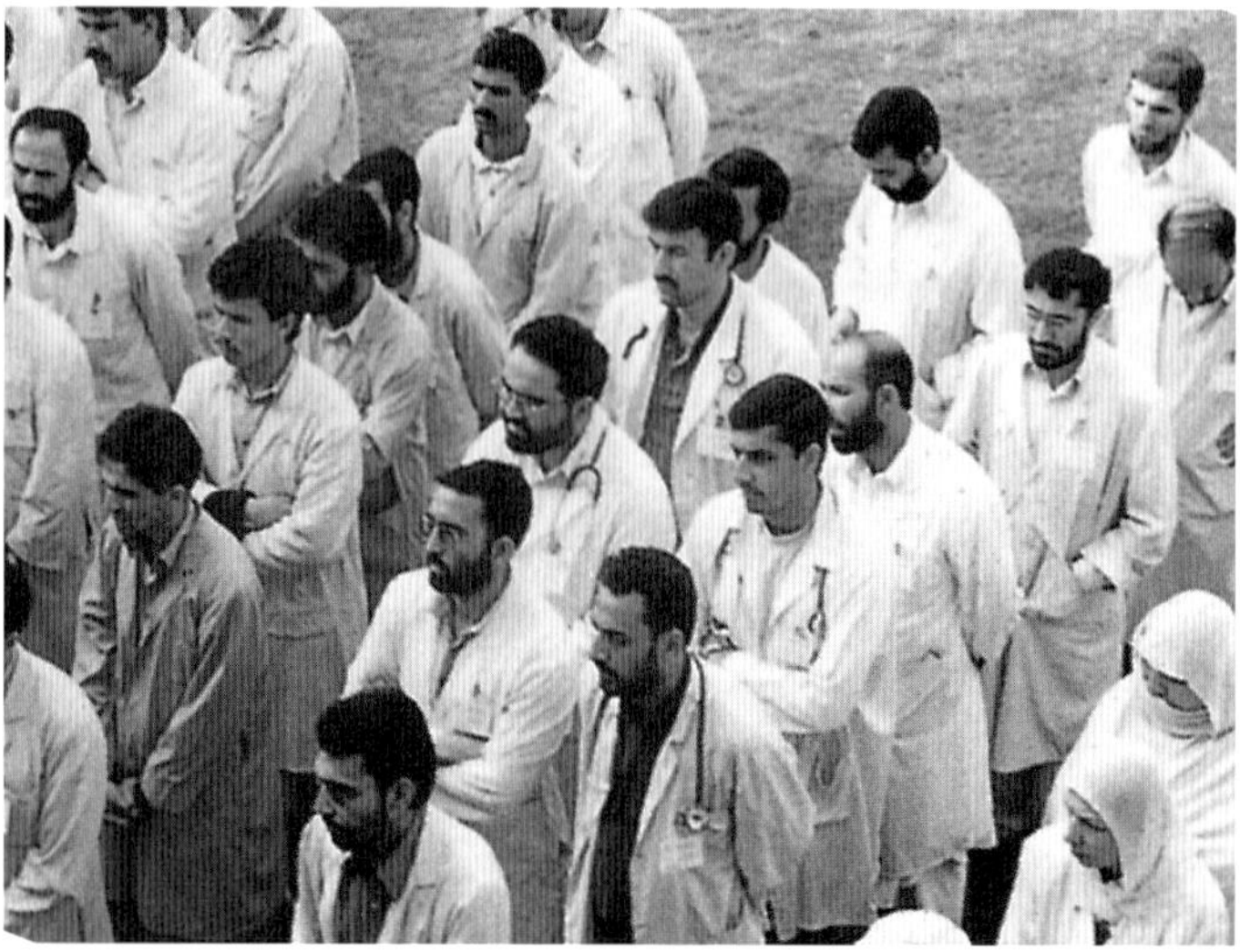

PMS基地病院での朝礼

これらの反省もあり、採用試験の前に給料、拘束時間やフィールドワークの仕事などについて、応募者全員に詳しく説明するようにしました。それでも医師が辞めていくこともありましたが、その中で残っていく優秀な医師も出てきました。

「私の経験では…」をやめさせる

現地の医師たちの病棟回診では、当初は「骨折には骨再生を促進させるビタミンCが必須である」「脳梗塞の治療には血管拡張作用のあるニトログリセリンが有効で…」というような、過去の知識を古参のアフガン医師が堂々と述べたり、心電図や胸部レントゲン写真を前に、患者の臨床症状からかけ離れたピントのずれた議論が長々と始まり、新しい知識を持つ若い医師が、陰で先輩医師を馬鹿にすると言うこともありました。

また私が、どうしてそのような治療をするのだと尋ねると、旧ソ連の医大卒の医師が「私が学んだ旧ソ連の教科書にそのように書いてあります」と古い教科書を私に見せる始末です。

これではいけないと思い、まず全員に「Rapid Interpretation of Ekgs」(Dale Dubin)という有名な教科書を配布し、心電図の勉強会から始めました。また日本から胸部CTと、同時に撮った胸部レントゲン写真を持ってきて、胸部レントゲンの読み方の講義を始めました。また「Clinical Medicine」(Parveen Kumar , Michael Clark)というイギリスの内科の教科書も配りました。また、ラホールに行き有名な最近の医学書を約百冊集め、医局に図書室を作りました。そして、議論する場合には「私の経験では…」というような議論はやめ、最近の教科書に書いてあることに基づき議論するように指導しました。

また、朝の外来が始まる前に新入院患者のプレゼンテーションを行い、午後からは症例検討会などの勉強会を始めました。その結果、少しずつ高度な議論ができるようになりました。

医師教育の難しさ

さて、病院の設備が充実してくると、腹部エコーや心エコーまた内視鏡も導入され、優秀な医師から技術指導を始めました。後で知ったことですがその当時は、アフガン国内で内視鏡がプライベートクリニックに一台しかないと言われるほど、非常に特殊な検査機器でした。私が初めて内視鏡の指導をした医師は、私の不在中、教わったその技術を誰にも教えず、基本的な医療技術を全く勉強せずに、大した技術もないのに内視鏡の専門医と称して威張っていました。また長い期間をかけて腹部エコーや内視鏡を指導し、近くの医学校にお願いして心エコーを学ばせ、さらにはイギリスの熱帯医学校に留学までさせた医師が、帰国するや否やすぐに病院を辞め、自分のクリニックを開いたということもありました。

病院の質を上げるために能力のある医師を中心に指導してきましたが、苦労して育てた医師は高給を求めて、他のＮＧＯや国連の組織に行ってしまうこともありました。そこで能力はあまり重視せず、長く病院に貢献していきそうな真面目な医師の指導に、より力をいれるように方針をかえました。現地のような場所で特殊技術を指導する際は、本当に慎重でなければならないという教訓を得ました。

現地で学んだこと

限られた条件の中で

以上、現地での臨床経験、医師の教育などについて述べました。限られた設備及び予算でどのよ

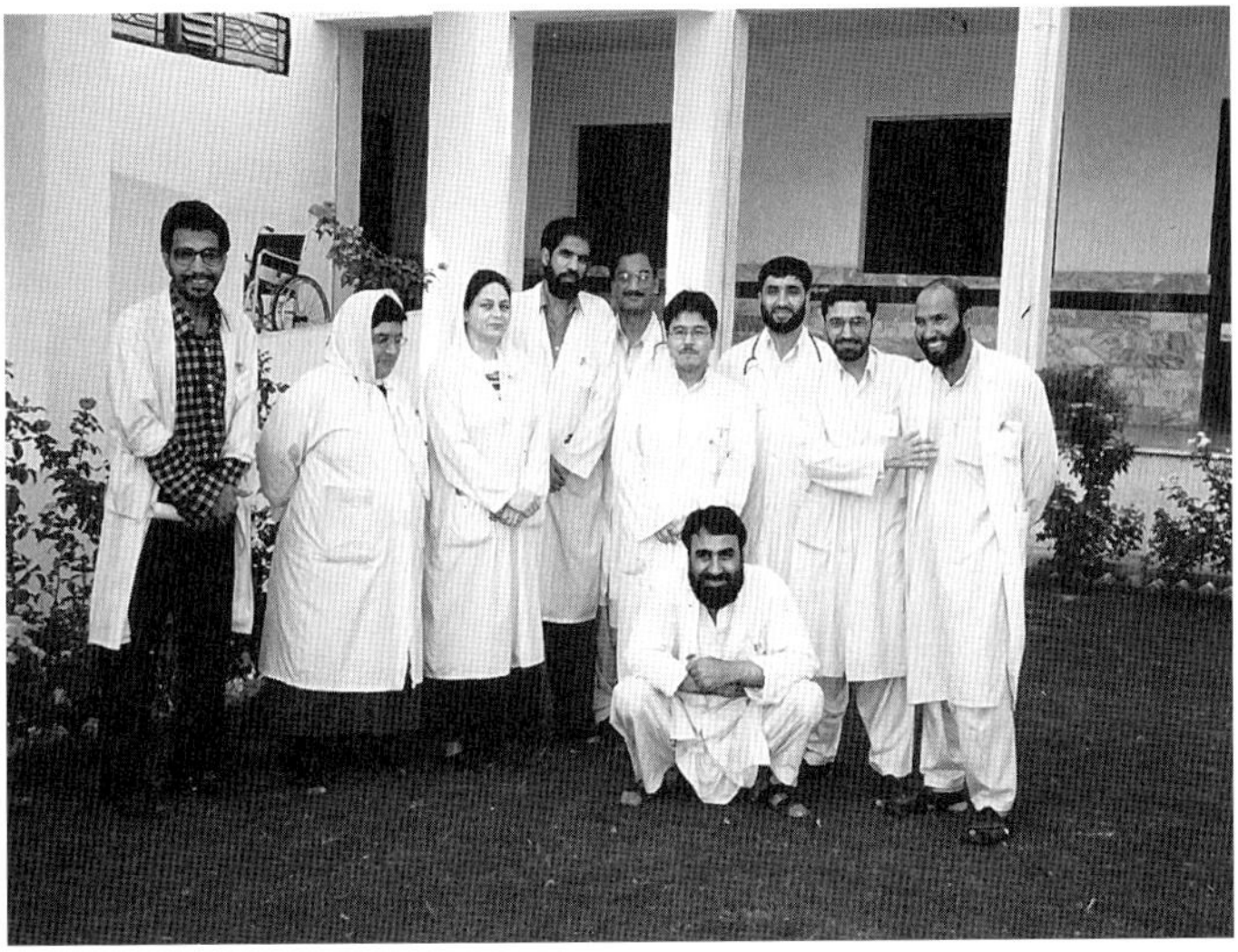

現地スタッフと一緒に

うに診断し治療を行っているかをより実践的に述べたつもりです。

現地で四年間活動し、真の援助とは何かということを学びました。学生時代、欧米の援助団体がアジア諸国で活動する姿をテレビで見て、感動したものです。しかし、援助団体の中にはイスラム社会を真に理解せず、「イスラムの後進性」を批判し、自由と民主主義、男女平等などを押し付ける団体もあれば、世界が注目する時期にのみ続々と集まり、すぐに去っていく援助団体がほとんどなのには失望しました。

現地の人々と、ともに喜びを見出す

ペシャワール会は二十年にわたって現地で活動し、現在ではほとんど土着化しています。ペシャワール会は「誰も行かないところに行く、他人がやりたがらないことをやる」ということを基本にしています。タリバン政権の後期に国際社会から見放され、首都カーブルにほとんど医療設備がないという劣悪な状況の時に、ペシャワール会はカーブルで診療を行い、タリバン政権が崩壊し、世界中からカーブルに援助団体が押し寄せてくると、カーブルの診療所を閉鎖し、誰も行こうとしない地方に重点を変えました。また「病気を治療する以前に、清潔な水源の確保がより多くの人を助けることができる」と考え、直ちに井戸掘りなどの水源確保を目的とした活動を始めました。

現地の人々と共に生き、共に悩み、共に喜びを見出す。そして私たち日本側はその中で何かを得る。この姿勢が現地の人々の信頼を勝ち得ることができ、二十年以上にわたり活動できた理由だと思います。

私自身もこの中で、日本で学んだ臨床知識を現地に還元し、わずかでも現地の役に立てたことは本当に幸せだったと考えています。

小林 晃（こばやし あきら）

大阪市生まれ。一九八八年三月奈良県立医大卒。一九八九年四月より岸和田徳洲会病院勤務。一九九四年六月、神戸中央市民病院呼吸器内科、皮膚科研修。同年十一月、大阪北野病院神経内科研修。

一九九七年三月から四年間に渡り、ペシャワール会現地スタッフとして、定期的にアフガニスタン、パキスタンを訪れ医療活動に参加。

現在、鹿児島県徳之島の宮上病院勤務。日本内視鏡学会認定医。

本当は何をやっているのか
何が行われているのか

アフガニスタンにおける
NGO活動の現実とペシャワール会

福元満治（ペシャワール会）

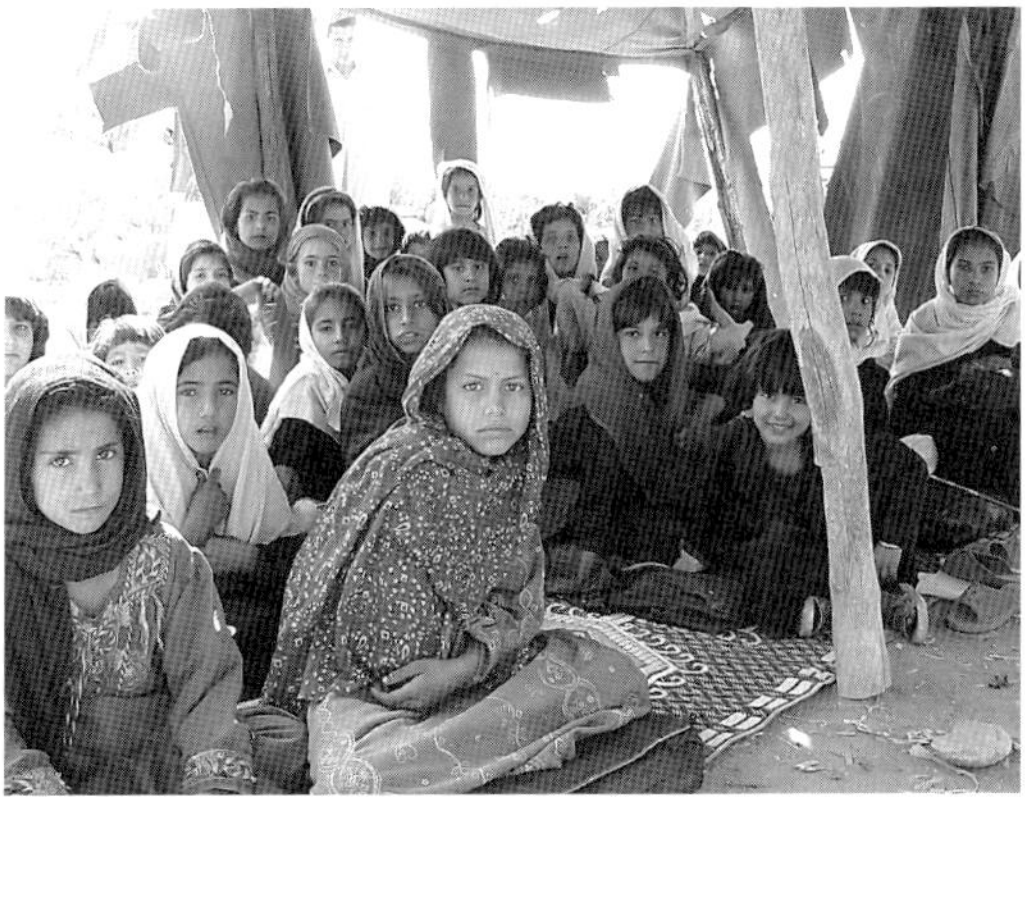

収録　2003年6月15日（日）ペシャワール会 現地報告会（熊本）

「アフガニスタン復興の成功」という嘘

イラクをアメリカが攻撃しました。いま復興支援と称し、復興の成功したモデルとしてアフガニスタンが上げられています。米英軍は、大量破壊兵器の存在と「イラク民衆をフセインの圧政から解放する」ということを大義名分にしてイラクに侵攻しました。アフガン空爆に対しては「タリバンの圧政からアフガン民衆を解放する」というのが、その名分でした。ところが現状のアフガニスタンがどういうことになっているかというと、復興とはほど遠いわけです。

今年の五月頃だったと思いますが、カーブルでデモがありました。暫定政権の職員の人たちがデモをしたんです。これはどういうことかといいますと、給料が出ていないんですね、この数カ月。お金も届いていない、おまけにリストラをされるというのでデモをやっている。去年の一月に東京でアフガン復興支援会議というのがにぎにぎしく行われました。六千億か七千億のお金が復興のために使われるということになったわけですけれど、実際にはアフガンの役人たちの給料すら出ていない。それではお金はどこに行ったのか。世界中から入ってきている国際組織やＮＧＯが住民に襲われるということが起こっていますが、現地政府にくるべきお金が入ってこずに、国際組織の方にお金が入っている。だから国際組織やＮＧＯに貧しい人々の怨嗟が向かっています。

今のカルザイ政権というのはご存知の通り、アメリカが後ろ盾にいるわけです。カルザイ氏は、アメリカだとか日本にはやってきますけれども、カンダハルで暗殺未遂があって以降、カーブルをなかなか出られない状態にある。カルザイ大統領の警護をしているのは誰かというと、自国の兵隊ではなくて、アメリカ軍、アメリカのボディガードが護衛をしているんです。要するに、自国民を信じることができないという状況なんです。

給料が出ていないといいましたけれども、出ているときの給料がいくらであったかというと月額六十ドルから七十ドルがお役人たちの給料であったわけです。それから国軍の兵士が七万人から十万人くらい必要であるということで募集をしているわけですけれども、その兵隊さんの給料が月額三十ドルくらいなんですね。日本円で約四千円くらいです。ところが、なかなか兵隊が集まらない。なぜかというと、暫定政権の役人とか国軍の兵士にならずに、たとえばアメリカの傭兵となってアルカイダの掃討作戦に参加すると一日で二百ドル出るんですね。それから、国連の組織だとかNGOのドライバーになると月給が三百ドル以上出る。そうしますと、有能な人たちは暫定政権に集まってこないわけです。

異常な物価の急上昇

それからさらに、物価が非常に上がっています。私たちは昨年の六月までカーブルに五ヵ所の臨時診療所をもっておりましたけれども、そのときに借りていた事務所の家賃の月額が二百五十ドルでした。ところが世界中のNGOだとか国連組織が入ってきて大家が二百五十ドルの家賃を三千ドルに上げてきたんです。これではとてもやっていけないということで、五百ドルのところに移りましたら、さらにそれを翌月から千五百ドルに上げてくる。そういうことが起こっているわけです。あるNGOはわれわれが二百五十ドル、五百ドルという現地の相場で借りようと必死になっているときに、月額八千ドルぐらいの家賃のところを借りている。結局、一、二年いて月額八千ドル、年間千二百万円くらい払うことになるわけですが、短期間であればそれほど問題なく払っていけます。ところが、十年、二十年の単位で滞在するとなるとやはり現地の相場で家賃を払わなければとてもやっていけないですし、もちろん現地の人たちの給料も現地並に払っていかないとやっていけないです。

そういうなかで、私たちのスタッフも三十人くらい辞めていきました。結局私たちの四倍から五倍くらいある給料に惹かれていったわけです。逆に考えますと、大半の七割から八割の職員は残ったわけですので、現地並の安い給料ですけれどもそれでも働く人たちがいる。うちのワーカーに、他のNGOにいったら三倍、四倍の給料がもらえるのになぜPMSでやるのか？　と聞くと、ここの仕事の質がいいからだと。要するに俺たちはこの仕事をやりたい、PMSは本当にわれわれのためにやってくれている、というんですね。お金につられて出ていく人たちもいますけれど、大半の現地のスタッフの人たちはお金のためだけではなくて、本当に自分たちの復興のために、仕事をしてくれているんです。

親日の国アフガニスタンが変わった！

イラクへの攻撃によってどういうことが起こってきたかというと、これも今年に入ってからですけれど、カーブルで学生たちがデモをしたときにアメリカとイギリスの国旗が焼かれました。それと一緒に日の丸も焼かれたんです。これまではそういうことはなかったのです。日本に対しては非常に親密な感情をもっている国です。それは、ひとつは日露戦争で、日本があの当時の帝政ロシアを破ったということ、小国が勝ったということに対するシンパシーがあります。それから広島・長崎のことはどんなところに行っても知られているんですね。あの惨禍のなかから日本が復興したということに対する、日本に対する敬意があります。それから中央アジアでは、少なくとも日本国の利益のために手を汚すことをしていないということがあったわけです。

ところが、その日本がなぜかイラクへの攻撃、米英軍のいわば大義のない戦争、いまだに大量破壊兵器が見つかっていないわけですけれども、それを無条件に支持をした。そのことに対して、「日本よお前もか」というような感情が出てきた。私たち、ＰＭＳはまだ標的にはなっておりませんけれど次々と外国のＮＧＯの事務所が襲われておりますので、場合によってはわれわれも外国人の一派として襲われる可能性はある。

周知のことですが、アメリカがやろうとしているのは別にイラクを民主的な国家にすることではありません。本音はイラクを親米国家にしようと思っているだけなんですね。イラクを民主国家にし、イラク民衆の意識を問えば、確実に反米国家になります。だからアメリカとしては、イラクを民主的なシステムでもって、イラク人自身の手によって復興させることはできない。

現実に今アメリカは占領軍として、イラク人に主権を与えないようなかたちで動こうとしております。これから先、ドミノ理論によって、イラクの辺りが民主化していくということはなくて、逆にイスラム原理主義国家が出てくる可能性がある。そうすると、あのあたり一帯は、イスラム原理主義の世界になっていくということも起こり得るわけです。そういう逆転が起こる可能性もあるわけです。

牛小屋になった欧米のＮＧＯ病院

私たちは今、山の中に三つの診療所をもってお

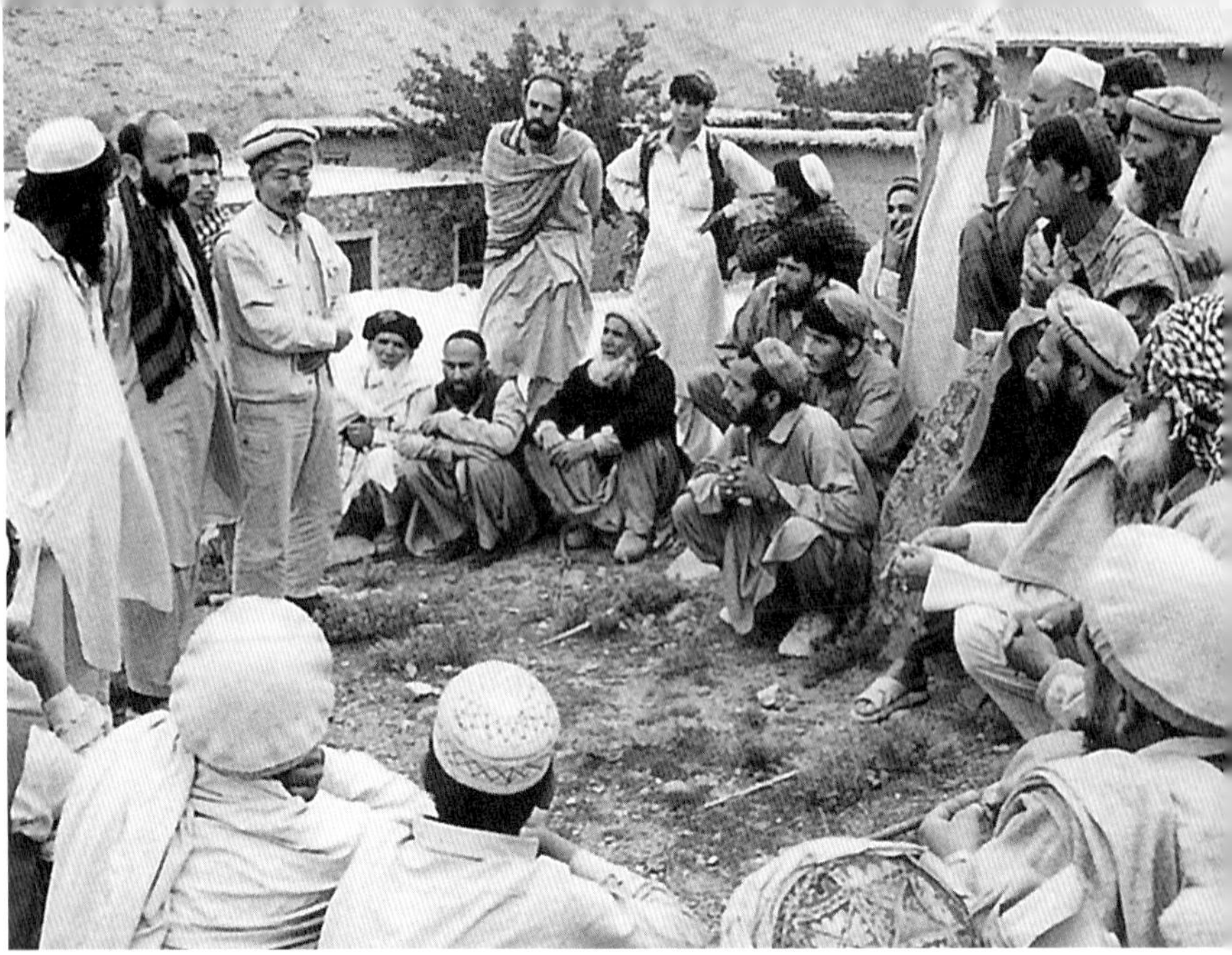

村人たちと新病院建設について話し合う中村医師

ります。ダラエヌール、ダラエピーチ、ワマという診療所です。一番高いところで三千メートルのところにありますが、それを十年以上維持しているわけです。十年以上そこでなぜ維持できているかという理由なんですが、もちろん無医地区ですので病院を造ってあげれば村の人たちは喜んでそれを受け入れると一般的には思うわけですね、しかし、実はそうでもないんです。

一般に欧米のNGO、国際組織というのは都市に集まります。NGOというのはどちらかというと世界の注目の集まるところに行きます。だからる幹線添にしかプロジェクトを組まないところがあるんですね。世界の関心のスポットがあたってるときにはやるけれども、スポットがあたらなくなると次のスポットのあたる所へ行ってしまうというのがたくさんあります。

私が行きましたときに、診療所の麓の方にある欧米のNGOが造った白いきれいな病院を見ました。私もヨーロッパのＮＧＯでもやはり都市ではなくてこういう田舎に病院を作るところがあるんだなあと思ってよくよく見たら、その病院が牛小屋になっていました。結局どういうことかというと、ここは医者がいない、病院がないということで外国の団体がやってきて病院を造った。ところが、ジルガ（長老会＝伝統的な自治組織）に代表される地元の人たちの意志を無視してそれを造ってしまった。一種の箱もの行政的にですね。そうしますと私たちも経験がありますけれども、よかれと思ってやったとしても村の合意がなければそれは受け入れられない。場合によっては石が飛んできたり、鉄砲の弾が飛んできたりするわけです。

ペシャワール会が病院を維持できた理由

そういう中で、私たちはなぜ三つの病院を維持できているのか。私もペシャワール会にかかわりましてちょうど十六年くらいになりますけれども、最初は中村医師の意図を理解していない時期がありました。それはどういうことかというと、実際に一九九二年から病院、診療所を造り始めたわけですけれども、その五、六年前から私たちは難民キャンプで診療を続けておりました。難民キャンプで診療を続けながら、中村医師が偵察診療と称して、国境を越えてアフガンの中に入っていくんです。そしてアフガンの村々を巡回診療しながら、その村の青年たちを何人か連れてきて教育をしていました。そのときに中村医師はこういう話をしたんです。「村を出たい。ペシャワールに行きたい。そして、英語を勉強したい。というような青年たちは連れて来ない。この村を出たくない、ペシャワールなんか行きたくないという青年たちを無理やりに連れてきたんだ」というんですね。そして彼等に教育をした。

それから五年たって実際に難民が帰り始めたときに、その青年たちと一緒に村に入りまして、ジルガ（長老会）と協議をしました。青年たちが長老たちに説明をして、村に病院が必要かどうかと協議してもらった。彼等は必要であるというわけです。それに対して私たちは、ならば土地を提供してください、建物は私たちが造りますと、そういうふうに段階を踏んでやっていかないと、結局自分たちが良かれと思って病院を造ったとしても、結局牛小屋にしかならない。

これは一般的にあることでして、たとえば私たちの病院で、若い優秀なお医者さんたちを教育しております。それで非常に優秀だということでイギリスに三ヵ月くらい研修にやりますと、帰ってこないんですね。結局、自分に付加価値を付けると、オーストラリアとかアメリカなどの外国に行ってしまったりするんですね。これはどこにでもあることで、一種の頭脳流出みたいなものですけれど。

たとえば、もう数十年前だと思いますが、あるアジアの国から日本に五人の医学留学生がやってきたことがありまして、結果一人として祖国に帰らなかったということです。中村医師はそういうことを、実際に病院を造る五、六年前からわかっていて、だから村を離れたくないという青年を無理やりに連れてきて教育したんですね。私は最初ただの冗談だと思って笑っていましたけれど、そういう炯眼があって、そういう先を見る力があって、はじめて病院が維持できる。実際にカーブルで育った青年たちだとかペシャワールで育った青年たちだとかは、なかなかそういう僻地に行きたがりません。行きたがらない青年たちには辞めてもらうということもしているわけです。

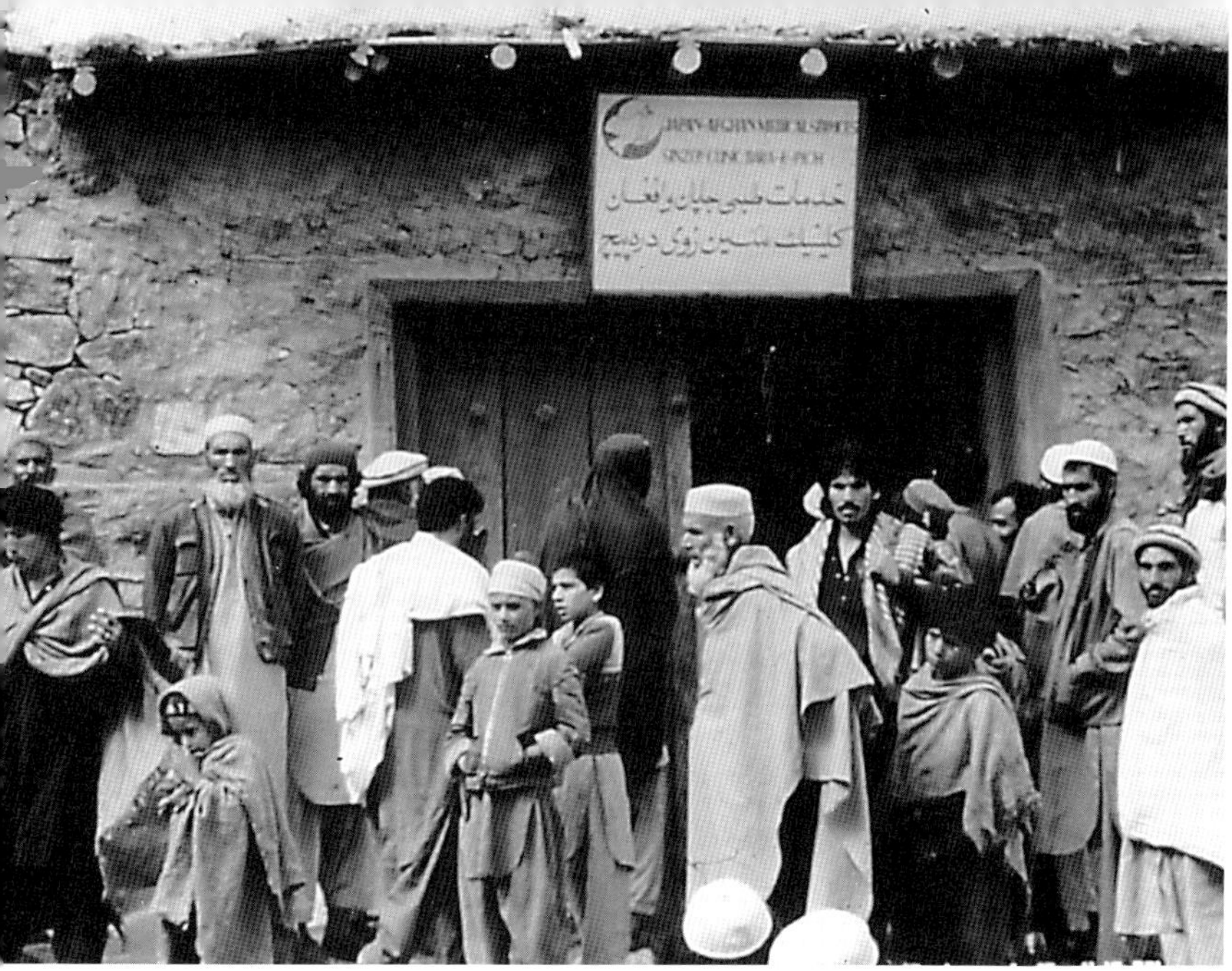

ダラエ・ピーチの診療所を訪れる人々

何より大切な「水」を守れ！

話は飛びますが、私たちは今、この干ばつのなかで井戸を掘ったり地下水路（カレーズ）を修復したりしているわけです。私たちは本来は医療活動中心のＮＧＯであったわけですが、結局医療以前に飲料水が無くなり、村民が村を捨てざるを得ないという状況になりました。

そこで中村医師が「とにかく生きといてくれ、病気はあとで治すから」と考えて井戸掘りをはじめたわけです。そのなかで実際に水がどれほど貴重かということは、私も行って初めて気づいたんです。私たちが掘った現地の井戸とかカレーズの水を飲みました。一般的には、アジアだとかアフリカだとか、いわゆる辺境の地に行った場合には、生水は絶対に飲むなというのが、鉄則ですね。ところが向こうの人たちが、どうぞと水を出してくれますので飲まないわけにもいかず、生水を飲みました。すべて飲みましたけれど、まったく下痢はしませんでした。どういうことかというと、汚れた水を子供たちが飲んで赤痢になったり腸内感染が起こるとわれわれは抗生物質を与えるわけですけれども、最初から水がきれいであれば、必要がないんですね。水は薬以上のものであるということがわかるわけです。さらに井戸ができ、カレーズが修復されると一万人ぐらいの人たちが村に帰ってくることができる。やはり水というのは本当に命の基本であるということがわかります。

ところが、ほかのNGOの批判になってしまいますが、現地に何が必要かという視点とは異なって、援助する側は近代的な国家あるいは先進国ですので、その人たちの関心のあることは何かというと、教育の問題であったり女性の権利の問題であったりするわけです。しかも、そういうことをプロジェクトに掲げると予算が出やすいんですね。結局、現地に顔が向いてなくてお金を出すスポンサーの方に向いているということがよくある。しかし私たちはあくまでも、現地の人たちが何を必要としているかということを基本にやっていく。日本でお金をいただいている、寄付をいただいている人たちの顔色をうかがって、その人たちが気に入ることをやるんじゃなくて、あくまでも現地の人たちに必要なことを行うという考えでやっているんですね。

アフガン人の匂いのする現地スタッフ

われわれよりも非常にキャリアの長い井戸掘り専門のNGOがあるんですが、そういうところがわれわれの現地での接し方とどう違うかということがわかるエピソードがあります。

アフガニスタンというところはお酒も飲めない

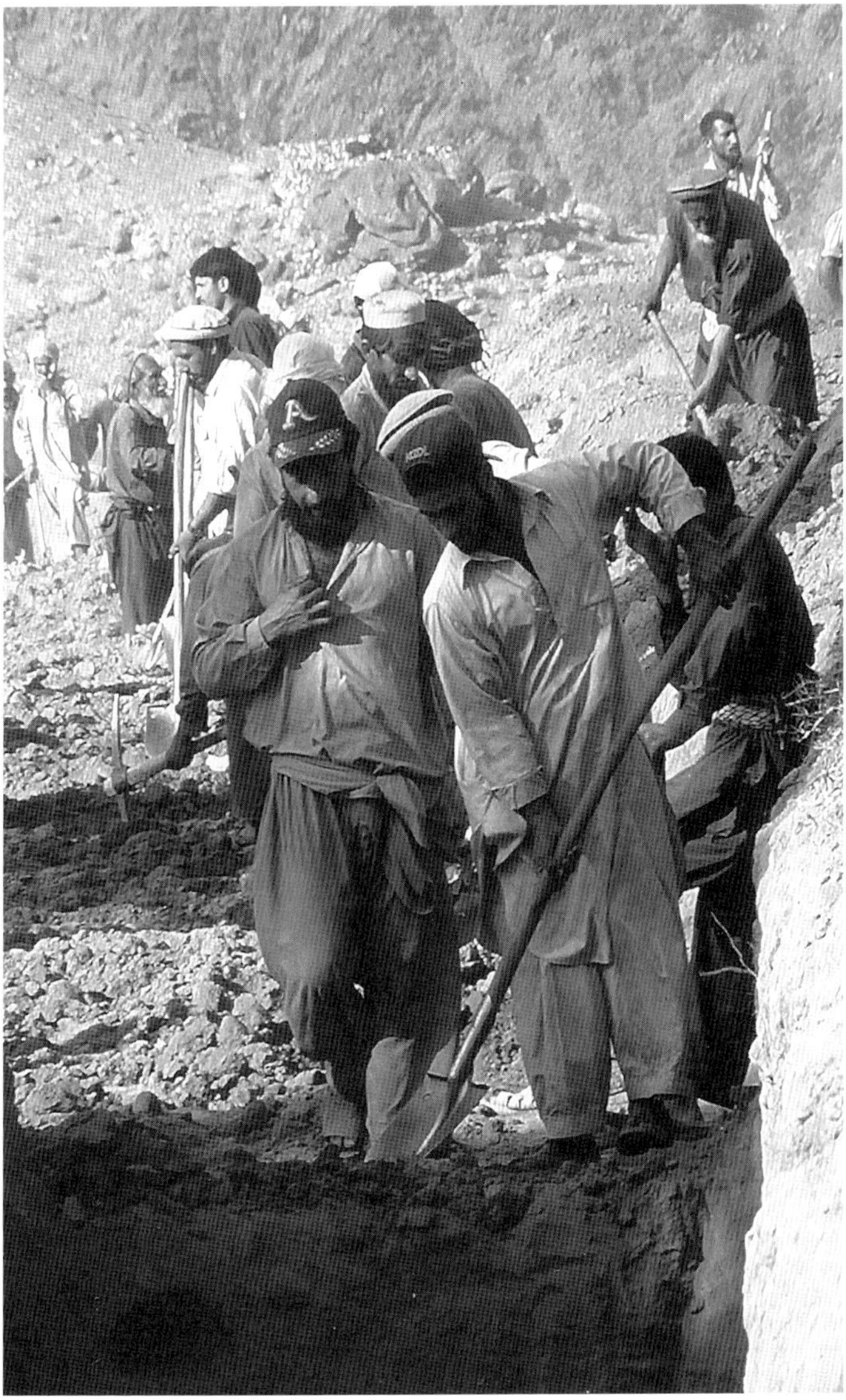

用水路建設工事をすすめるスタッフ

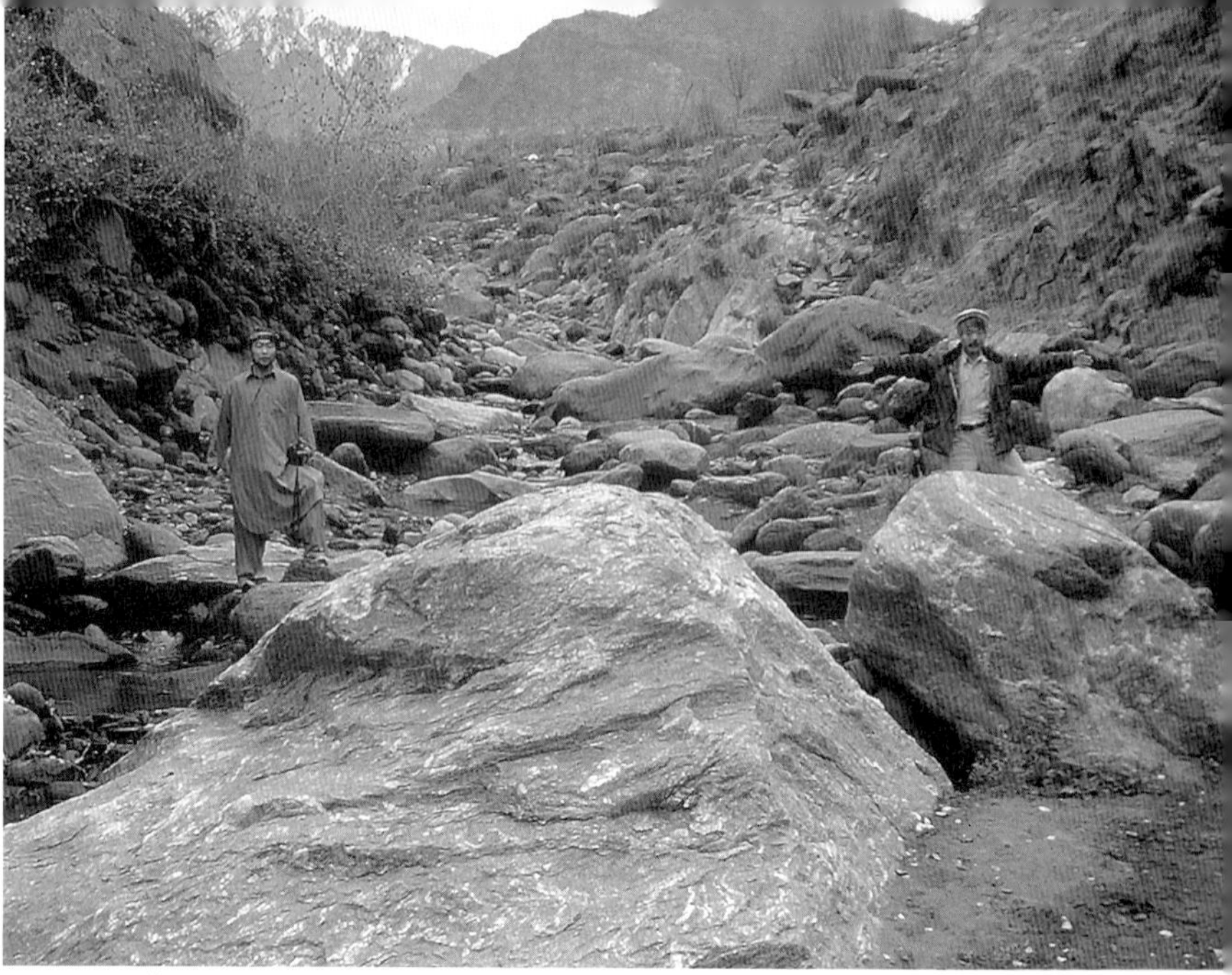

井堰《せき》建設予定地に立つ、スタッフと中村医師

世界で、タリバン時代は歌舞音曲が禁止されていましたのでなかなか気晴らしができないんです。それでヨーロッパだとか先進国の人は、できるだけ本国と同じ環境のなかで生活したいということで、自分たちのサロンを作るんです。サロンを作って、そこで外でお酒が飲めないのでワインを飲んだりするわけです。そういうところにわれわれスタッフも呼び出されます。行かないと変な妨害の噂を流されたりする、それで行くわけです。そういうとき、うちのワーカーの青年はコーラか何か飲んでるわけです。彼が行くと欧米人のスタッフがマックスという犬を飼っていまして、このマックスがほかのヨーロッパ人にはいっさい吠えないのにこの青年にだけ吠えるんです。すると、その飼い主は彼にこういうことをいったんです。「マックスは野良犬で、いつもアフガン人にいじめられていた、だからアフガン人の匂いのするやつには吠えるんだ」と。

うちの日本人スタッフは毎日現場を回っていて、一日百人ぐらいのアフガン人と握手をしたり、抱きあったりするわけで、アフガン人の匂いが染みついているわけですね。ところがほかのヨーロッパのスタッフはいっさい現場に行かないんですね。行っても車から降りない、降りないように指導されているんです。というのは、ひとつは現地に対して不安感をもっているんですね、襲われるんじゃないかと。だから車から降りたらいかんといわれているわけです。

NGOやメディアを信用するな

よくテレビに出ていたある大学の先生が難民キャンプに行ったときに、日本人は難民と握手するけれどもヨーロッパの連中は絶対握手しないといっていたのですが、やはり人種的ななんらかの偏見をもっていると思います。アメリカ人はアフガン人のことをサンドニグロという蔑称で呼ぶわけです。それで現場にも行かないのに、デジカメで写真を撮ってどこどこに井戸を掘ったと本国にレポートしてしまう。

もちろん、彼らがわれわれにポンプを提供したりと協力関係にもあるのですが、極端な例ですけれどこういうことがありました。村の人がやってきて水が出ないというので行くと、その井戸はそもそも水が出るところまで掘られていなかったということがあった。要するに地元の業者に全部丸投げでやっているものですから、その業者が手抜きをしていてもわからないのです。

そういうことが、少なくない。そういうなかで、私たちは現地の人たちとかなり接触をしながらやっているのですが、援助してやっている、という意識を持ったNGOは多い。それでカルザイ氏が明石康氏に話したことが「讀売新聞」に載っておりましたけれども、要するに援助は自分たちに直接やってくれ、NGOだとか国連組織を通さないでくれと言っているんですね。彼等はビジネスだから、というわけです。

私たちはNGOというものに幻想を持ちがちで、ある種の美談にしてしまったり、自己犠牲でやっているというふうに思いがちですけれども、決してそれだけではない、まあ、私の話もある程度眉に唾をつけて聞かれたほうが良いと思いますけれども（笑）。NGOだとか国連の話はレポートだけが美しいということがままあります。皆さん方も、メディアを信用するな、NGOを信用するなとなりますと、なかなか大変ですけれど、できるだけ行間を読んで本当は何をやっているのか、何が行われているのかということを相当注意深く見ていかないと真実は見えにくいということがあります。

自分の利益をはかる人と無欲な人と

中村医師が二〇〇一年九月十一日の前日までアフガンに入っておりまして、翌日ペシャワールに戻ったところであの同時多発テロ事件が起きました。私たちは日本におりましたが、中村医師に「もう一回アフガンに入って下さい。われわれは事業を必ず継続するということを伝えて下さい」と事務局から連絡しました。それで、中村医師は十三日にアフガンに入って、長老たちやスタッフに話をして十四日に出てきました。必ずわれわれは戻ってくるという話をしたとき、現地の長老が中村医師に対して、こういう言葉を返してくれたそうです。

「人間には二通りの人間がいる。ひとつは無欲に他人のことを思う人たちである。もうひとつは自分の利益をはかることで、心の曇った人たちである。あなたがたＰＭＳがどちらであるかはおわかりでしょう。私たちはあなたがた日本人と日本を決して忘れません」。

そういうことをいってくれたんですね。そのことをわれわれは心に受け止めてこれからも活動していきたいと思います。今後ともよろしくお願いします。

福元満治（ふくもとみつじ）

一九四八年生まれ。福岡市在住。ペシャワール会広報担当理事。図書出版石風社代表。

ペシャワール会は1983年より、中村哲医師のパキスタン、アフガニスタンでの医療活動を支援する団体です。

お問い合わせ先

ペシャワール会事務局
〒810-0003 福岡市中央区春吉 1-16-8 VEGA天神南601号
Tel　：092-731-2372
Fax　：092-731-2373
http://www.peshawar-pms.com/

使用写真について

写真提供／ペシャワール会
「インタビュー：中村哲医師から若き医者へのメッセージ」については、羊土社編集部 一戸裕子による撮影写真を使用
カバー写真／吉田敬三

※本書は、2003年に発行された初版を復刊したものです。
本書中の名称や記述内容は初版当時のまま掲載しています。

医者《いしゃ》よ、信念《しんねん》はいらない
まず命《いのち》を救《すく》え！

アフガニスタンで「井《い》戸《ど》を掘《ほ》る」医者《いしゃ》　中村《なかむら》 哲《てつ》

2003年10月15日　第1刷 発行
2003年10月30日　第2刷 発行
2019年12月25日　第3刷 復刊発行
2021年 2月20日　第5刷 発行

著　者　中村《なかむら》　哲《てつ》
発行人　一戸裕子
発行所　株式会社　羊　土　社

〒101-0052
東京都千代田区神田小川町2-5-1
TEL　03（5282）1211
FAX　03（5282）1212
E-mail　eigyo@yodosha.co.jp
URL　www.yodosha.co.jp/

装　幀　多田和博
カバー写真　吉田敬三
印刷所　株式会社加藤文明社印刷所

ISBN978-4-89706-839-8

PEAK books

PEAK booksは科学と医療をこよなく
愛する編集者が生み出したレーベルです。

私たちは日々の本づくりのなかで、
自然と生命の神秘さや不思議さに目を見はり、
知的好奇心に胸を躍らせています。そして、
巨人の肩に立つ科学者が
無から有を発見するドラマに感動し、
医療関係者が
真摯な想いで献身する姿に心を奮わせています。
そこには、永く語り継ぎたい喜びや情熱、
知恵や根拠や教養が詰まっていました。

激動の現代だからこそ、
頂を目指して一歩一歩挑み続ける多くの方に、
人生の一助となる道標を届けたい。
それがPEAK booksの源泉です。